臨床工学技士のための
システム工学

博士（工学）西村 生哉 著

コロナ社

まえがき

　臨床工学技士養成校で学習する機械工学や電気・電子工学などは，その学問範囲が比較的明確である．それに対してシステム工学というのは，良くいえば広範囲の分野をカバー，悪くいえばいろいろな分野の寄せ集めである．いろいろな分野というのは，例えば論理演算，コンピュータプログラミング，制御工学，通信工学などであり，一貫性はない．要するに機械系や電気・電子系に含まれない工学分野をまとめて，システム工学と名付けているだけである．

　寄せ集めといったのは，「第2種ME技術実力検定試験」（以下ME2種と呼ぶ）や「臨床工学技士国家試験」（以下国家試験と呼ぶ）での出題のされ方の話であって，これらの分野そのものは，それぞれ非常に重要な内容を含んでいる．コンピュータプログラミングなどは，小・中学生の必修科目となっているほどである．

　多くの分野を含んでいるがゆえに「システム工学」の教科書は，多くの内容を盛り込まなければならない．例えば，制御工学は微分，積分，微分方程式，複素関数，ラプラス変換などを学んだ上で，その応用として理解されるべきものである．そのため，これまでの教科書はそういう数学分野の簡単な説明の後に，伝達関数などの説明を行っている．そうしたい気持ちはわかる．基本の理解をすっ飛ばして伝達関数の性質だけ学んでも意味がない．

　しかし勉強する学生にとってみれば，少ないページ数で微分方程式やラプラス変換の説明をされてもまったく理解できないだろう．そのページは死ページとなるだけである．そして，ME2種や国家試験では上述した「それだけ学んでも意味がない」問題しか出ないのである．

　そこで，本書はややこしい話はばっさりと切り捨てて，試験に出る内容とその解き方だけに注力した．

まえがき

　これまでの同シリーズのコンセプトは，説明の対象を「ME 2 種と臨床工学技士の国家試験に必要な内容」に絞り込み，従来の教科書より説明項目を少なくし，その代わり試験に出る項目の理解の助けになる説明と問題を解くためのテクニックをしっかりと解説する，というものであったが，本書でもこのコンセプトを引き継いでいる。

　機械工学や電気・電子工学と同様に，システム工学も過去問どうしに強い相関がある。つまり過去問をしっかりとやりこめば，あなたが受験するときに「これ，やったことがある」となる可能性が高いのである。そこで，本書の半分の分量を使って ME 2 種と国家試験の過去問と解答を掲載した。必ずや受験に役立つものと思う。

　本書発刊後の ME 2 種・国家試験問題に関しては，コロナ社の Web ページ (http://www.coronasha.co.jp/) の本書の書籍紹介に掲載する予定である。本書と併せて活用していただきたい。

　本書は，臨床工学技士を養成する大学・専門学校などの教科書として使用されることを想定しているが，独学で勉強する学生にとっても十分に利用できるように配慮したつもりである。本書が，ME 2 種・国家試験合格の一助になれば幸いである。

　2025 年 2 月

西村　生哉

目　　次

1. ディジタルデータの表現方法

1.1　10進法，2進法，16進法 …………………………………………………… *1*
1.2　ビットとバイト ………………………………………………………………… *3*

2. 信 号 処 理

2.1　各種信号処理 …………………………………………………………………… *5*
　2.1.1　移 動 平 均 …………………………………………………………………… *5*
　2.1.2　加 算 平 均 …………………………………………………………………… *6*
　2.1.3　SN比のdB表記 …………………………………………………………… *7*
　2.1.4　増 幅 度 …………………………………………………………………… *8*
　2.1.5　微 分 処 理 …………………………………………………………………… *9*
　2.1.6　スプライン補完 …………………………………………………………… *9*
　2.1.7　自己相関係数 ……………………………………………………………… *10*
2.2　周 波 数 解 析 …………………………………………………………………… *10*
2.3　A-D 変 換 ……………………………………………………………………… *12*
　2.3.1　サンプリング定理 ………………………………………………………… *12*
　2.3.2　エイリアシング …………………………………………………………… *14*

3. 論 理 回 路

3.1　AND, OR, NOT ……………………………………………………………… *17*
3.2　NAND, NOR, XOR …………………………………………………………… *19*

3.3 ブール代数 ………………………………………………………… 20

4. 制御工学

4.1 伝達関数とブロック線図 ……………………………………… 25
4.2 一次遅れ系の伝達関数と時定数 ……………………………… 28

5. 変　　　調

5.1 変調の種類と特徴 ……………………………………………… 30
　5.1.1 アナログ変調 …………………………………………… 30
　5.1.2 ディジタル変調 ………………………………………… 34
　5.1.3 パルス変調 ……………………………………………… 34
5.2 分割多重 ………………………………………………………… 36

6. システムの信頼度

6.1 確　　　率 ……………………………………………………… 38
6.2 機器の信頼度 …………………………………………………… 39
　6.2.1 直列の場合 ……………………………………………… 39
　6.2.2 並列の場合 ……………………………………………… 40
6.3 検査の信頼度 …………………………………………………… 41
　6.3.1 ダブルチェック（同じ検査を二名で行う） ………… 42
　6.3.2 分担チェック（二人の点検項目が異なりかつたがいに独立している）… 43
6.4 アベイラビリティ ……………………………………………… 45
6.5 誤差の蓄積 ……………………………………………………… 46

7. フローチャートとプログラム

7.1 プログラミング言語 …………………………………………… 48
7.2 フローチャート ………………………………………………… 49

8. いろいろな用語

【不正プログラム関連】 …………………………………… 52
【失敗の原因を探る】 ……………………………………… 54
【失敗しないために】 ……………………………………… 55
【ネットワーク関連】 ……………………………………… 56
【ネットワークトポロジー】 ……………………………… 59
【ファイルフォーマット，さまざまな規格】 …………… 61
【パソコンで使う画像・動画フォーマット】 …………… 62
【画像・動画・音声】 ……………………………………… 62
【コンピュータ部品，メモリ】 …………………………… 63
【コンピュータと人間のインタフェース】 ……………… 65
【通　　　　信】 …………………………………………… 65
【情報セキュリティ】 ……………………………………… 66
【ディスプレイ】 …………………………………………… 67
【ア　ン　テ　ナ】 ………………………………………… 67
【そ　の　他】 ……………………………………………… 68
【過去のものとなりつつある技術】 ……………………… 68

付　　　録

A. 第2種ME技術実力検定試験 …………………………… 72
　A.1　問　　　題 ………………………………………… 72
　A.2　解答・解説 ………………………………………… 92
B. 臨床工学技士国家試験 ………………………………… 105
　B.1　問　　　題 ………………………………………… 105
　B.2　解答・解説 ………………………………………… 145
索　　　引 …………………………………………………… 171

1 ディジタルデータの表現方法

ディジタルという言葉の正しい意味は「ある量またはデータを，有限桁の数字列（例えば，2進数）として表現すること」（広辞苑 第七版）である。本書の説明本文ではディジタルと表記するがデジタルと書かれることもある。

1.1 10進法，2進法，16進法

コンピュータでは**2進法**が使われている。素子に電圧が「かかっているか，かかっていないか」で情報を表すのである。コンピュータの動作を理解するためには2進法を学ばなければならないが，いきなりだと難しいのでよく知っている**10進法**から考えてみよう。**表1.1**に10進法，2進法，16進法の比較を示した。

- 0〜9の10個の記号（数字）で数を表現する。
- 10を表す記号（数字）はなく，桁が繰り上がる（9のつぎは10）。
- 数を10倍するのは簡単。例）472の10倍 = 4720
- 1234という数字の成り立ちは，1が1000（= 10^3）の位，2が100（= 10^2）の位，3が10

表 1.1

10進法	2進法	16進法
00	00000000	00
01	00000001	01
02	00000010	02
03	00000011	03
04	00000100	04
05	00000101	05
06	00000110	06
07	00000111	07
08	00001000	08
09	00001001	09
10	00001010	0A
11	00001011	0B
12	00001100	0C
13	00001101	0D
14	00001110	0E
15	00001111	0F
16	00010000	10

（＝10^1）の位，4が1（＝10^0）の位を表す。

つまり，$1234 = 1\times 10^3 + 2\times 10^2 + 3\times 10^1 + 4\times 10^0$ と表せる。

これをそのまま2進法に適用してみよう。

・0～1の2個の記号（数字）で数を表現する。
・2を表す記号（数字）はなく，桁が繰り上がる（1のつぎは10）。
・数を2倍するのは簡単。例）11の2倍＝110
・1101という数字の成り立ちは，一番左の1が8（＝2^3）の位，つぎの1が4（＝2^2）の位，つぎの0が2（＝2^1）の位，一番右の1が1（＝2^0）の位を表す。つまり，$1101 = 1\times 2^3 + 1\times 2^2 + 0\times 2^1 + 1\times 2^0$ と表せる。これを計算して1101（2進法）＝13（10進法）だとわかる。

2進法には無駄に桁数が大きくなるという欠点がある。桁数が少なく，かつ2進法と親和性の高い**16進法**について述べよう。

・0～9，A～Fの15個の記号（数字）で数を表現する。
・16を表す記号（数字）はなく，桁が繰り上がる（Fのつぎは10）。
・数を16倍するのは簡単。例）5Fの16倍＝5F0
・1AD7という数字の成り立ちは，1が4096（＝16^3）の位，Aが256（＝16^2）の位，Dが16（＝16^1）の位，7が1（＝16^0）の位を表す。つまり，$1AD7 = 1\times 16^3 + A\times 16^2 + D\times 16^1 + 7\times 16^0$ と表せる。Aは10，Dは13として，これを計算して1AD7（16進法）＝6871（10進法）だとわかる。ちなみに，これを2進法で表すと1101011010111となる。

2進法と16進法の相性の良さは，2進法の4桁→16進法の1桁となる点である。先ほどの1101011010111を4桁ずつ区切ると1，1010，1101，0111であり，左から16進数の1，A，D，7に対応していることがわかる。

例題1.1 16進数の加算で，**図1.1**の□にあてはまるのはどれか。

(1) 6　(2) 7　(3) A　(4) B　(5) C

解 答 （4）

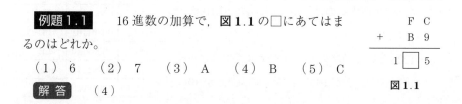

図1.1

やり方は二つある。① 16 進数を 10 進法に直して計算して答を 16 進数に戻す。② 16 進数のまま計算する。どちらでもよいが，計算量も間違いも少ないのは ② だと思う。

① FC（16 進数）＝ D×16^1 ＋ C×16^0 ＝ $13×16^1 + 12×16^0$ ＝ 252（10 進数）
  B9（16 進数）＝ B×16^1 ＋ 9×16^0 ＝ $11×16^1 + 9×16^0$ ＝ 185（10 進数）
  185（10 進数）＋ 252（10 進数）＝ 437（10 進数）
  $437 ÷ 16^2$ ＝ 1（16 進数で 1）余り 181，181 ÷ 16 ＝ 11（16 進数で B）余り 5。
  したがって，答は 1B5。

② C（10 進数で 12）と 9 を足して 21（16 進数で 15）なので一番下の桁は 5，1 上がって 1＋F（10 進数で 15）＋B（10 進数で 11）＝27（16 進数で 1B）。 ◆

1.2　ビットとバイト

この節では 2 進法を考える。**ビット**（bit）とは情報の大きさを表す単位である。0 か 1 のどちらかの値をとる箱と考えればよい。2 進法の 1 桁に当たり，0 または 1 の 2 通りの情報を表せる。2 ビットあれば 00，01，10，11 の 4 通りの情報を表せる。

1 bit	0 〜 1	（2^1＝2）
8 bit＝1 byte	0 〜 255	（2^8＝256）
10 bit	0 〜 1 023	（2^{10}＝1 024）
12 bit	0 〜 4 095	（2^{12}＝4 096）

8 ビットのことを 1 **バイト**（byte）と呼ぶ。

情報の伝達速度を表す単位に bps というのがある。bits per second のことで，1 秒間に伝送できる情報量をビットで表したものである。byte ではなくて bit であることに注意。

例題 1.2　赤，緑，青の 3 原色の組合せで 1 677 万色（16 777 216 色）を表現する。各原色の階調表現に同じビット数を割り当てるとき，それぞれ何ビットになるか。

4 　　1. ディジタルデータの表現方法

（1） 4 　　（2） 8 　　（3） 12 　　（4） 24 　　（5） 36

解 答　（2）

8ビットあれば256段階の階調表現が可能である。赤，緑，青に8ビットずつ割り当てると$256^3 = 16\,777\,216$色が表現できる。　　◆

例題1.3　　1枚1Mbyteのディジタル画像を1秒間に100枚伝送したい。最低限必要な伝送速度はどれか。ただし，画像以外のデータは無視し，圧縮符号化は行わないものとする。

（1） 1 Mbps 　　（2） 10 Mbps 　　（3） 100 Mbps 　　（4） 1 Gbps
（5） 10 Gbps

解 答　（4）

画像のデータ容量は1 Mbyte＝8 Mbit。1秒間に100枚伝送するには1秒間に800 Mbit＝0.8 Gbit。1 Gbpsあれば足りる。　　◆

例題1.4　　0〜8 mVの範囲で動作する12 bitのAD変換器がある。およその分解能〔µV〕はどれか。

（1） 1 　　（2） 2 　　（3） 4 　　（4） 8 　　（5） 16

解 答　（2）

12 bitあれば4 096通りの表現が可能である。8 mV/4 096だが，簡単のため8 mV/4 000で計算すればよい。答は2 µV。　　◆

2 信号処理

検査などで得られた生体信号は，ノイズ除去などの信号処理を施して活用する。ここでは，各種信号処理とその原理について説明する。

2.1 各種信号処理

2.1.1 移動平均

説明のために正しい信号が正弦波だとしよう。何点かのデータを測定したら図 2.1（a）のa〜kのようになった。これらは本来は正弦波を示す実線の上に乗るべきだが，雑音のために誤差が出ている。ここで$B = (a+b+c)/3$として新しいデータ点Bを作る。

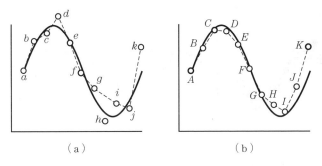

図 2.1

同様に$C = (b+c+d)/3$，$D = (c+d+e)/3$…と続ける。両端のAとKは$A = a$，$K = k$である。このようにしたのが図 2.1（b）である。図（a）に比べて雑音が消えて正弦波に近付いている。このように順々に平均をとる方法を**移動**

平均という。この例では 3 点の平均をとったが 5 点でも 7 点でもかまわない。移動平均は信号より高い周波数の雑音を除去するのに適している。

2.1.2 加算平均

同じデータを繰り返して得られる場合には**加算平均**が使える。ここでも正しい信号が正弦波だとし，熱雑音のようなホワイトノイズ（あらゆる周波数帯に広がっているノイズ）が加わっているとしよう。データを繰り返して得られるという利点を生かしてノイズを除去してみよう。**図 2.2**（a）は測定 1 回目に得られたデータである。図（b）は 10 回測定して平均をとったもの，図（c）は 100 回測定して平均をとったものである。積算回数が増えるに従って雑音が消えているのがわかるだろう。信号はつねに一定の値だが，雑音はランダムにプラスになったりマイナスになったりするので平均すると 0 になり，積算していくと雑音が消えて信号成分だけが残るのである。この方法を使えば図（d）～（f）のように雑音に埋もれて見えないデータが見えてくることもある。移動平均ではこうはいかない。欠点はランダムなノイズにしか使えないこと，何度も同じ測定が可能な場合にしか使えないこと，そして何度も同じ測定をするのには時間がかかるという点である。

信号とノイズの大きさは **SN 比**というもので判断する。SN 比とは信号（sig-

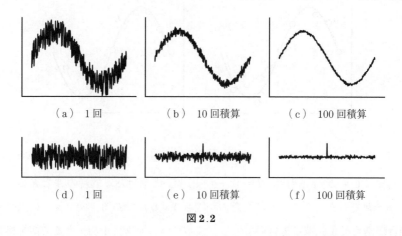

図 2.2

nal）とノイズ（noise）の比で，これが大きいほど信号が大きくノイズが小さい。SN 比は **S/N 比**または **SNR** と書かれることもある。意味は同じである。加算平均をとると信号の大きさは変わらないが，ノイズが減るので SN 比が改善される。何回積算したらどのくらいノイズが減るか。つまり，SN 比はどのくらい大きくなるか，ということはすでに研究されており，答だけを書くと，n 回積算した場合，ノイズは $1/\sqrt{n}$ 倍になり SN 比が $\sqrt{n}$ 倍になる。なぜ，ノイズは $1/n$ 倍ではなく $1/\sqrt{n}$ 倍なのか，気になるところだろうが，その理由（計算）は統計学の教科書を見てもらいたい。

例題2.1　白色雑音を含む周期信号を 100 回同期加算平均した。SN 比は何倍になるか。

（1）1/100　　（2）1/10　　（3）1　　（4）10　　（5）100

解答　（4）
100 回積算しているので SN 比は $\sqrt{100} = 10$ 倍改善される。　◆

2.1.3　SN 比の dB 表記

ここで，SN 比の計算について説明しよう。信号の大きさが 10，ノイズの大きさが 2 の場合，SN 比は 10/2 = 5 である。しかし，SN 比は dB（デシベル）で表すのが一般的である。ある量（電力以外）の **dB** 表記は $20 \log_{10}$（ある量）となる。SN 比 5 の場合は $20 \log_{10} 5 = 14$ dB である。log はログと読み，$\log_{10} 10^1 = 1$，$\log_{10} 10^2 = 2$，$\log_{10} 10^3 = 3$，…である。ある量が電力の場合は $10 \log_{10}$（ある量）となる。dB 表記の詳細（なぜ log を使うのか，なぜ 20 を掛けるのか，なぜ電力のときだけ 10 を掛けるのか）は電気回路の授業で習うはずなので，ここでは log の重要な性質だけ述べる。

問題を解くには，$\log_{10}(a \times b) = \log_{10}(a) + \log_{10}(b)$ という公式を知っておく必要がある。ざっくりとした証明は簡単で，例えば $\log_{10}(10^2 \times 10^3) = \log_{10}(10^5) = 5$，一方，$\log_{10}(10^2 \times 10^3) = \log_{10}(10^2) + \log_{10}(10^3) = 2 + 3 = 5$ となる。

8   2. 信 号 処 理

具体的な問題を見て理解しよう。

例題2.2 1 mV の信号に 50 μV の雑音が重畳しているとき SN 比〔dB〕はどれか。ただし，$\log_{10} 2 = 0.3$ とする。

（1） 13　　（2） 23　　（3） 26　　（4） 40　　（5） 46

解答　（3）

SN 比＝信号 1 mV/雑音 50 μV＝20 である。したがって，dB 表記は $20 \log_{10} 20 = 20 \log_{10}(10 \times 2) = 20(\log_{10} 10 + \log_{10} 2) = 20(1 + 0.3) = 26$。　◆

2.1.4 増　幅　度

図 2.3（a）のように信号を a 倍に増幅し，さらに b 倍に増幅する。信号はトータルで（$a \times b$）倍に増幅される。これが dB 表記だとどうなるか。信号を A〔dB〕で増幅し，さらに B〔dB〕で増幅する。トータルの**増幅度**は $(A+B)$〔dB〕となる。

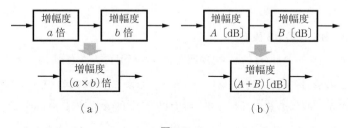

図 2.3

例題2.3　図 2.4 のように接続された二つの増幅器において，A2 の増幅度が 34 dB であるとき，V_1〔mV〕はどれか。ただし，$\log_{10} 2 = 0.3$ とする。

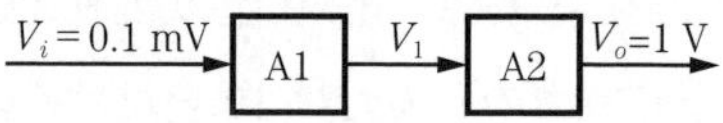

図 2.4

（1） 2　　（2） 5　　（3） 20　　（4） 50　　（5） 200

解答　（3）

$V_i \rightarrow V_o$ で 10 000 倍の増幅である。dB で表示すると $20 \log_{10} 10\,000 = 20 \log_{10} 10^4 =$ 80 dB。A1 + A2 = 80 となるので A1 = 46 dB である。46 dB の増幅率を x 倍と表現すると $20 \log_{10} x = 46$。$\log_{10} x = 2.3 = 2 + 0.3 = \log_{10} 10^2 + \log_{10} 2 = \log_{10} (100 \times 2) = \log_{10} 200$。$x = 200$ 倍。V_1 では 0.1 mV が 200 倍されて 20 mV になる。ちなみに，$V_1 \rightarrow V_o$ は 50 倍であるが，$20 \log 50 = 34$ dB である。　　◆

2.1.5 微分処理

図 2.5（a）で左から右へ画像をスキャンしていく。そのとき画像の色（画素値）に注目し，急に変化したときに反応するように設定する。A の部分では白→黒へと急に変化し，B では黒→白へと急に変化する。それを記録すると図 2.5（b）のようになる。これは画像のエッジ検出に使える。具体例として，図 2.6 に「はんこ」の陰影に微分フィルタをかけた画像を示そう。

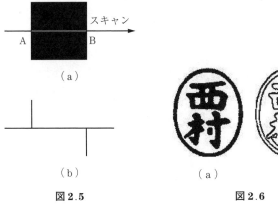

図 2.5

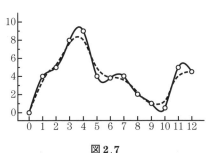

図 2.6

2.1.6 スプライン補完

図 2.7 の○で示したデータを直線で結ぶのではなく，それっぽい曲線で結ぶ補完法である。もちろん，いい加減な曲線ではなく数学的に定義

図 2.7

された関数なのだが，ここでは数学の話は重要ではない．スプラインにも種類があって，図2.7の実線はすべての点を通ることが条件としているが，破線のようにそうでないようにすることもできる．

2.1.7 自己相関係数

図2.8の一番上の波が時間とともに右に流れていき，0.1秒後には図（a），

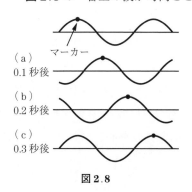

図2.8

0.2秒後には図（b），0.3秒後には図（c）となった．図では，右に流れる様子がわかりやすいようにマーカーを付けてある．

一番上の波形と0.1秒後の自分（図（a）参照）とで相関係数（どのくらい同じか）を調べる．自分との相関係数なので**自己相関係数**という．あまり似ていないので自己相関係数は低い．一番上の波形と0.2秒後の自分（図（b）参照）もあまり似ていないので自己相関係数は低い．ところが，一番上の波形と0.3秒後の自分（図（c）参照）はぴったり同じで，自己相関係数が高い．0.3秒で同じものが来たのだから，周期が0.3秒で周波数は3.3 Hzだとわかる．

2.2 周波数解析

■ フーリエ変換

図2.9（a）の波形は，図（b）の波形（20 kHzの正弦波と500 kHzの正弦波）を足し合わせたものである．**フーリエ変換**とは信号の周波数成分を調べる数学的手法で，図2.9（a）の波形をフーリエ変換すると，**図2.10**のようなデータ（**周波数スペクトル**）が得られる．生体から得られる信号の周波数はだいたい決まっているので，フーリエ変換によって，それ以外の周波数の信号があればそれはノイズであり，そこから「ノイズの原因は何か，ノイズを除去

2.2 周波数解析

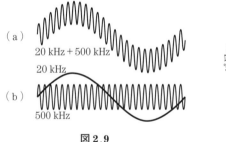
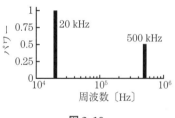

図 2.9　　　　　　　　　図 2.10

するにはどうすればよいか，ノイズの原因そのものを取り除くべきか，それともノイズ入りの信号を得てから信号処理でノイズを取り除くべきか」という段階に進むことができる。

例題2.4　　時系列信号の解析手法とその目的との組合せで誤っているのはどれか。

（1）　加算平均 – SN 比の改善
（2）　自己相関関数 – 周期的成分の抽出
（3）　フーリエ変換 – 周波数スペクトルの分析
（4）　移動平均 – 高周波成分の除去
（5）　2 乗平均 – 微分波形の抽出

解　答　（5）
（5）　a と b の 2 乗平均とは $\sqrt{(a^2+b^2)}$ である。微分とは関係ない。　◆

例題2.5　　信号処理について正しい組合せはどれか。

a.　周波数解析 – フーリエ変換　　b.　SN 比改善 – 加算平均
c.　信号平滑化 – 微分演算　　　　d.　輪郭強調 – 積分演算
e.　面積計算 – 移動平均

（1）a, b　　（2）a, e　　（3）b, c　　（4）c, d　　（5）d, e

解　答　（1）
c.　信号平滑化 – 移動平均，スプライン補完など

12　　2.　信　号　処　理

d.　輪郭強調：微分演算
e.　面積計算：積分演算　　　　　　　　　　　　　　　　　　　　◆

2.3　A-D 変 換

　A-D 変換とは，アナログデータをディジタルデータへ変換することである。アナログデータをコンピュータで処理する場合は，必ずこの処理を行う必要がある。A-D 変換には誤差が伴う。**図 2.11**はサインカーブをディジタル化する様子を示している。図（a）は 40°間隔で 10 個のデータを取得しているが，図（b）では 20°間隔で 19 個のデータになっており，当然図（b）のほうが誤差が小さくなる。これを**標本化誤差**という。また，図（a）では $\sin(x)$ の値を 0.25 ごとにディジタル化しており，例えば $\sin(40°)=0.64$ は 0.75 として記録している。一方，図（b）では 0.1 ごとにディジタル化しており，$\sin(40°)=0.64$ は 0.6 として記録している。やはり図（b）のほうが誤差が小さくなり，これを**量子化誤差**という。量子化誤差は測定機器の分解能を決める要素である。この誤差を雑音（ノイズ）として捉えた場合は**量子化雑音**という。ちなみに量子力学とは何の関係もない。

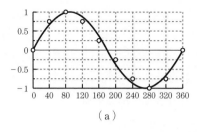
（a）

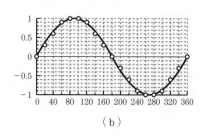
（b）

図 2.11

2.3.1　サンプリング定理

　図 2.12（a）のような離散的（ディジタル）データが得られたら，誰だって元の連続的（アナログ）信号は図（b）の実線のような形をしていると思う

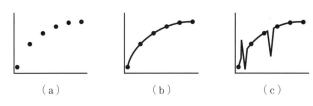

図 2.12 ディジタルデータをアナログに変換

だろう。しかし本当にそうだろうか。もしかすると，図（c）のような形をしているかもしれないではないか。ディジタルのデータ点を増やせばよい？「ディジタルでは見ていない部分がある」というのがこの問題の本質なのであって，データ点を増やしても根本的な解決にはならない。ところが，CD などは「原音忠実再生」などと謳っている。つまり，図（c）のようなことはないといっているのだ。どうしてそんなことがいえるのだろうか。

　図 2.12（b）のアナログデータを飛行機の高度であるとしよう。0.1 秒ごとにデータをとったのが図（a）だとする。しかし，飛行機の高度が 0.1 秒でそんなに大きく変わるはずがない。もうちょっと雑にデータをとっても大丈夫な気がする。そこで 1 時間ごとにデータをとってみよう。いやいや 1 時間ごとでは大ざっぱすぎる。1 時間もあったらその間に着陸・離陸が可能だ。0.1 秒間隔では細かすぎるし 1 時間間隔では雑すぎる。0.1 秒と 1 時間の間に「これ以下なら細かすぎるしこれ以上なら雑すぎる」というちょうど良いサンプリング間隔があるはずだ。あるはずだ，ではなく，確実にある！ということを証明し，ついでにそのちょうど良いサンプリング間隔とは何秒である，ということを教えてくれるのが**サンプリング定理**である。

　サンプリング定理の証明の計算はたいへんだが，原理は簡単で，要するに激しく変動するデータをディジタルサンプリングするときはサンプリング間隔を細かくしなければならないし，変動の小さいデータはサンプリング間隔が長くても大丈夫，ということである。元データの変動の激しさを決めるのにはフーリエ変換を使う。フーリエ変換によってデータに含まれる周波数成分を知ることができるので，その中で一番細かい（周波数の高い）ものを元データの変動

の激しさとする。これをきちんと再現できるようにサンプリングしておけば，それより変動の少ない（周波数の低い）ものは当然再現できる。後はそれを足す（逆フーリエ変換）だけなので，元データを再現できるというわけである。

では，ちょうど良いサンプリング間隔はいくらになるか。**図2.13**はフーリエ変換されたサインカーブの中で一番周波数の高いものだとする。図（a）のように1周期に対して2個のデータをとったのでは元データを再現できない（図では1周期に対して3個のデータがあるように見えるが，

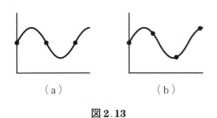

図2.13

一番右のデータは2周期目の最初のデータであるから，1周期に対して2個のデータをとっていることになる）。サンプリングの周波数で考えると，図（a）は元データの最大周波数の2倍であり，それでは足りない。図（b）は元データの最大周波数の2.5倍でサンプリングをしたもので，これならサインカーブを再現できる。以上をまとめると「アナログデータをディジタルサンプリングするときは，元データの最大周波数の2倍以上のサンプリング周波数が必要である」となる。

CDの記録対象は音であり，人間の可聴域は20 Hz～20 kHzである。すなわち，CDのサンプリング周波数は20 kHz×2＝40 kHz以上必要ということになる。実際のCDの規格は，サンプリング周波数が44.1 kHzとなっている。

2.3.2 エイリアシング

60 Hzのサインカーブのデータをディジタルサンプリングしたとする。サンプリング周波数は120 Hz以上必要なのだが，それ以下の100 Hzでサンプリングしたとしよう。するとデータは**図2.14**（a）のようになり，これを通るサインカーブは図（b）のように60 Hzと40 Hzのサインカーブの2種類がある。要するに「60 Hzのデータ→ディジタルサンプリング→60 Hzのデータあるいは40 Hzのデータ」となってしまったわけで，この余計な40 Hzのデータ（が

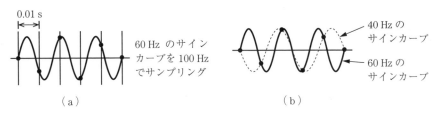

図 2.14

発生すること）を**エイリアシング**という。エイリアシングは**折返し雑音**などとも呼ばれる。エイリアシングによる弊害は，超音波パルスドプラ血流計の計測速度制限などとして現れてくる。

例題2.6 AD変換について正しいのはどれか。
a. 量子化ビット数が大きいほど量子化誤差は小さくなる。
b. 量子化ビット数が大きいほど速い信号の変化を捉えることができる。
c. サンプリング間隔が短いほど量子化誤差は大きくなる。
d. サンプリング周波数が高くなるほど変換結果のデータ量は大きくなる。
e. サンプリング周波数の0.5倍を超える周波数の信号は折返し歪が発生する。

（1） a, b, c （2） a, b, e （3） a, d, e （4） b, c, d
（5） c, d, e

解答 （3）
b. 量子化ビット数ではなく標本化ビット数。
c. 細かくサンプリングするのだから誤差は小さくなる。
e. 折返し歪とはエイリアシングのこと。

例題2.7 周波数成分0.1〜100 Hzの生体信号をA/D変換して処理したい。理論上何Hz以上の周波数でサンプリングしなければならないか。

（1） 0.2 （2） 2 （3） 50 （4） 100 （5） 200

解答 （5）
最高周波数成分の2倍以上のサンプリング速度が必要である。

例題2.8 　AD 変換で誤っているのはどれか。
（1）　連続信号を離散信号に変換する。
（2）　信号に含まれる周波数の最大値によってサンプリング周波数を決める。
（3）　エイリアシングとは実際には存在しない周波数成分が観測されることである。
（4）　量子化された信号を符号化する。
（5）　量子化雑音は信号の SN 比が低い場合に大きくなる。

解答　（5）
　量子化雑音とは連続（アナログ）データを離散（ディジタル）データに変換するときに生じる誤差であり，元々のデータに含まれる信号と雑音の比（SN 比）とは別物である。　◆

3 論理回路

　AND，OR，NOT の動作自体は簡単で，われわれ凡人にも理解できるが，これらを組み合わせると計算や判断ができる，すなわち，コンピュータを作ることができるという発想は天才の仕業である。

3.1 AND，OR，NOT

　二つのディジタル入力と一つのディジタル出力を持つ演算器を考える。ディジタル入力を A, B とすると，その入力パターンは $(A, B) = (0, 0)$，$(0, 1)$，$(1, 0)$，$(1, 1)$ の4通りが考えられる。その出力 X は入力が $(0, 0)$ のとき $X=0$，$(0, 1)$ のとき $X=0$，$(1, 0)$ のとき $X=0$，$(1, 1)$ のとき $X=1$ だとする。この演算器を **AND 回路**という。言葉で説明してもわかりにくいので，**図 3.1**（a）の AND を見ていただきたい。記号は ─▷─ である。式では $X = A \cdot B$ と書かれ，A と B の**論理積**と呼ばれる。上述の入出力のパターンは表で書くとわかりやすい。この表は**真理値表**と呼ばれる。さらに図で表すことも可能である。この図は**ベン図**と呼ばれ，A の円の中が $A=1$ の領域，円の外は $A=0$ の領域を表す。B も同様である。A と B の重なっているところが $A=B=1$ の領域で，そこに色が塗られているのは $A=B=1$ のときに $X=1$ だということを表現している。AND 回路のイメージは**図 3.2**（a）を見るとわかりやすいだろう。スイッチ A, B が両方とも ON（$A=B=1$）のときのみ豆電球が光る（$X=1$）。

　OR 回路の詳細とイメージは図 3.1（b）の OR および図 3.2（b）の OR を見てほしい。入力 A, B のどちらかが ON のときに出力 X が 1 になる。A と B

3. 論理回路

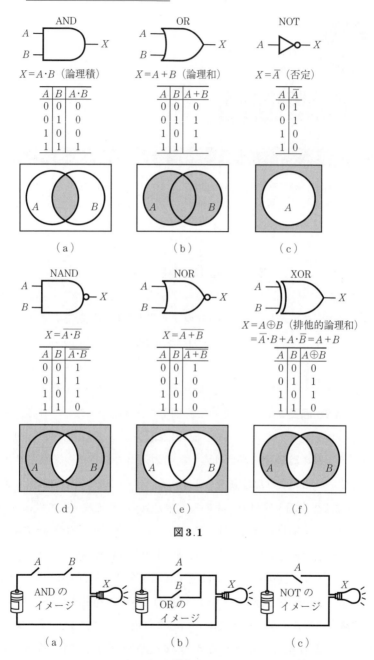

図 3.1

図 3.2

の OR は $A+B$ と書かれ，**論理和**と呼ばれる。

 NOT 回路の詳細とイメージは，図 3.1（c）の NOT および図 3.2（c）の NOT を見てほしい。$\overline{A}$ は A の**否定**を表す記号で，$A=0$ のとき $\overline{A}=1$，$A=1$ のとき $\overline{A}=0$ である。NOT のイメージのスイッチは，ON にするとスイッチが切れるようになっている。

3.2　NAND，NOR，XOR

 さて，AND, OR, NOT の組合せでいろいろな動作を作ることができるのだが，中でも基本的なものには名前が付いている。**NAND** は AND の出力に NOT をつなげたものである。AND 記号の先に小さな ○ が付いている。AND 回路では $A=B=1$ のときのみ $X=1$ で，それ以外では $X=0$ であったが，NAND では $A=B=1$ のときのみ $X=0$ で，それ以外では $X=1$ となる。NAND の真理値表およびベン図を確認・納得してください。

 それの OR 版が **NOR** である。$A=B=0$ のときのみ $X=1$ となる。

 もう一つが XOR で**排他的論理和**といい，⊕ という演算記号を使う。A, B のどちらか一方のみが 1 のときだけ出力 X が 1 になる。XOR がどのように作られるのか図 **3.3** で見てみよう。$A, \overline{B}$ を入力として AND をとったものが C，$B, \overline{A}$ を入力として AND をとったものが D である。そして C, D を入力として OR をとったものが最終出力 X である。文章で書くとかえってわかりにくい。$X = (\overline{A} \cdot B) + (A \cdot \overline{B})$ と式で書いたほうが端的に表現できる。

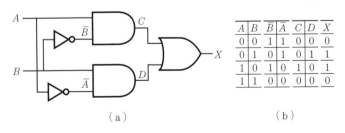

図 3.3

3.3 ブール代数

ANDやORで使われる・や+という記号は，通常の$2 \cdot 3 = 6$や$15 + 4 = 19$という演算とは意味が違う。論理演算の計算を**ブール代数**という。ANDやORで出てくる・や+には計算の優先順位があり，順位の高いほうから否定>AND>ORである。例えば$A + A \cdot \overline{B}$はまず$\overline{B}$を求め，つぎに$A \cdot \overline{B}$を計算し，その結果とAとでORをとる。また，以下に示すような計算法則がある。証明は非常に簡単で，真理値表を作ってみればよい。

交換法則	$A \cdot B = B \cdot A$	$A + B = B + A$
結合法則	$A \cdot (B \cdot C) = (A \cdot B) \cdot C$	$A + (B + C) = (A + B) + C$
恒等法則	$A \cdot 0 = 0 \quad A \cdot 1 = A$	$A + 0 = A \quad A + 1 = 1$
同一法則	$A \cdot A = A$	$A + A = A$
補元法則	$A \cdot \overline{A} = 0$	$A + \overline{A} = 1$
分配法則	$A \cdot (B + C) = A \cdot B + A \cdot C$	$A + B \cdot C = (A + B) \cdot (A + C)$
吸収法則	$A \cdot (A + B) = A$	$A + A \cdot B = A$
ド・モルガンの法則	$\overline{A \cdot B} = \overline{A} + \overline{B}$	$\overline{A + B} = \overline{A} \cdot \overline{B}$

論理演算の説明は以上で終了である。内容は非常に基本的であり，やさしい。しかし基本的であるがゆえに，それらを組み合わせて結構ややこしい問題を作ることができる。以下に例題を示すが，あまり額にしわを寄せないでパズルでも解く気分で取り組むのがコツである。

例題3.1 図3.4でNAND（正論理）ゲートと等価な回路はどれか。ただし，─▷○─は論理否定ゲート，─D─は論理積ゲート，─D─は論理和ゲートを表す。

3.3 ブール代数

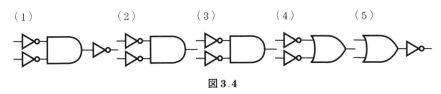

図 3.4

[解 答] （4）

正論理とかゲートという言葉は気にしない。

NAND と（4）の真理値表は**図 3.5** のとおりである。真理値表を書いてもよいが，論理式を使って解くほうがエレガントである。

（1） $\overline{\overline{A}\cdot\overline{B}} = A+B =$ OR
（2） $\overline{A}\cdot B = \overline{A+\overline{B}} =$ NOR
（3） （2）と同じ。
（4） $\overline{A}+\overline{B} = \overline{A\cdot B} =$ NAND
（5） NOR

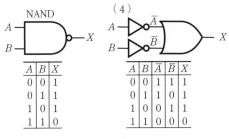

図 3.5

例題 3.2 図 3.6 の論理回路の出力 Z として，表中で正しいのはどれか。

X	Y	Z				
		（1）	（2）	（3）	（4）	（5）
0	0	0	1	0	0	1
0	1	1	1	1	0	0
1	0	1	0	1	1	0
1	1	1	1	0	0	1

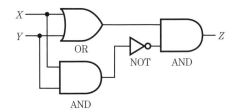

図 3.6

[解 答] （3）

途中経過を ABC として順番に考えていく（**図 3.7** 参照）。
論理式で考えると

$$(X+Y)\cdot(\overline{X\cdot Y}) = X\cdot\overline{X} + X\cdot\overline{Y} + Y\cdot\overline{X} + Y\cdot\overline{Y} = X\cdot\overline{Y} + Y\cdot\overline{X} = X\oplus Y = \text{XOR}$$

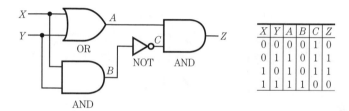

図 3.7

例題 3.3　つぎの論理式で誤っているのはどれか。

(1)　$A+1=1$　　(2)　$A+\overline{A}=1$　　(3)　$A\cdot\overline{A}=0$　　(4)　$\overline{A+B}=\overline{A}\cdot\overline{B}$

(5)　$A+A\cdot B=B$

解答　(5)

(5)　$A+A\cdot B=A$

例題 3.4　図 3.8 のような NAND ゲートで構成された回路の出力 Y を表す論理式はどれか。

(1)　$A+B$

(2)　$A\cdot B$

(3)　$\overline{A}\cdot B$

(4)　$A\oplus B$

(5)　$\overline{A}\oplus\overline{B}$

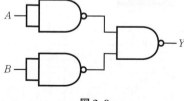

図 3.8

解答　(1)

C, D を付け加えて真理値表を書くと図 3.9 のようになる。論理式はつぎのとおり。

$\overline{(A\cdot A)\cdot(B\cdot B)}=\overline{\overline{A}\cdot\overline{B}}=A+B=\mathrm{OR}$

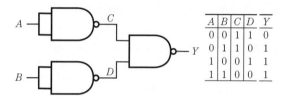

図 3.9

例題3.5
円で表される集合 A, B, C がある。図3.10 の網掛け部分に対応する論理式はどれか。

(1) $A \cdot (B+C)$ (2) $B \cdot (A+C)$
(3) $A + B \cdot C$ (4) $B + A \cdot C$
(5) $C + A \cdot B$

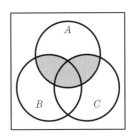

図3.10

解答 (1)
(A かつ B) または (A かつ C) なので $(A \cdot B) + (A \cdot C)$
$= A \cdot (B+C)$ (図3.11 参照)。

(2) $B \cdot (A+C)$ (3) $A+B \cdot C$ (4) $B+A \cdot C$ (5) $C+A \cdot B$

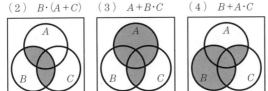

図3.11 ◆

例題3.6
図3.12 の論理回路でつねに $Z=1$ となる条件はどれか。

(1) $X=1$ (2) $Y=1$
(3) $X=Y$ (4) $X \neq Y$
(5) X, Y によらない

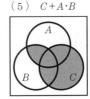

図3.12

解答 (4)
この回路は XOR である。$X \neq Y$ のときに $Z=1$ となる。 ◆

例題3.7
図3.13 に示した回路と同じ機能を持つ論理回路は図3.14 のうちどれか。

24   3. 論 理 回 路

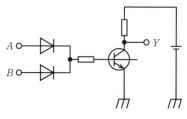

図 3.13

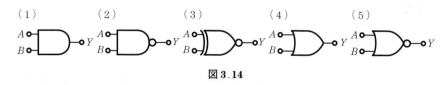

図 3.14

解 答　（5）

　A, B はベースで，このどちらかに電圧がかかるとコレクタに電流が流れる。そのとき Y の電圧は 0 である。A, B ともに 0 のときコレクタには電流が流れず，そのとき Y の電圧は右の電池の電圧になる。　　　　　　　　　　　　　◆

4 制御工学

システムの挙動を記述するのに伝達関数とブロック線図は有用なツールであるが，本来これは微分方程式や複素関数論，ラプラス変換などの数学理論の上で理解されるべき内容である。本章ではそれらの重要な前提知識を省いて解説するので，厳密にはあいまいな説明もあることを了承願いたい。

4.1 伝達関数とブロック線図

例えば，エアコンを一つのシステムとして考えよう。入力は設定温度，出力は部屋の温度となる。それを図 4.1 のように表現する。これを**ブロック線図**という。入力が X，出力が Y，X に施される処理，すなわちエアコンの働きが G である。この G を**伝達関数**という。ここで $X \cdot G = Y$ が成り立つ。・は前章の AND ではなくて，普通の掛け算である。

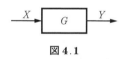

図 4.1

さて，入力（設定温度）に何かを掛けたら出力（部屋の温度）になるのか，と考えるのは実は間違いなのである。入力の設定温度や出力の部屋の温度は時間の関数として表され，その関数をラプラス変換して得られる複素関数が X や Y なのである。ラプラス変換？　複素関数？　真面目に勉強したい人は応用数学の勉強が必要である。そんなわけで，以下の説明は「きちんと計算するとそうなる。信じて進め」ということで強行する。

図 4.2 はブロック線図の**等価変換**である。ブロック線図の見方とその変換を説明しよう。

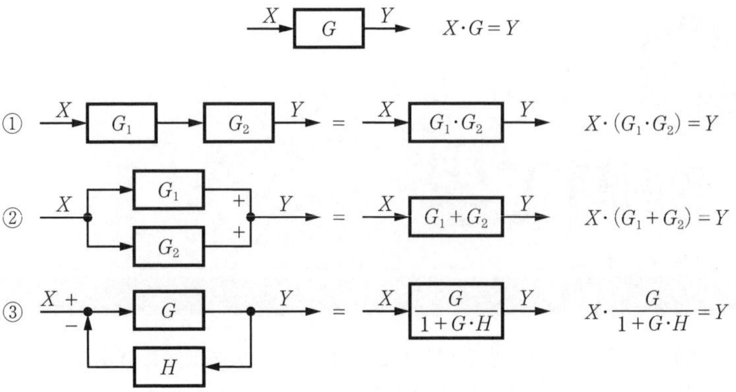

26   4. 制御工学

$$X \cdot G = Y$$

① $X \cdot (G_1 \cdot G_2) = Y$

② $X \cdot (G_1 + G_2) = Y$

③ $X \cdot \dfrac{G}{1+G \cdot H} = Y$

図 4.2

① まず $X \cdot G_1$ が計算され，それを入力として $X \cdot G_1 \cdot G_2$ を計算し，それが出力 Y となる。つまり $X \cdot G_1 \cdot G_2 = Y$ である。最初は伝達関数が G_1, G_2 の二つであったが，$G_1 \cdot G_2$ という一つの伝達関数を持つシステムとして捉えることができる。

② X が二つに分かれている。それぞれ X である（$X/2$ になるわけではない）。なぜかという問には意味がなく，ブロック線図とはそのような約束で描かれるというだけである。上側は $X \cdot G_1$，下側は $X \cdot G_2$ となり，両方に + 記号があるので加算されて出力となる。つまり，$X \cdot G_1 + X \cdot G_2 = X \cdot (G_1 + G_2) = Y$ である。最初は伝達関数が G_1, G_2 の二つであったが，$G_1 + G_2$ という一つの伝達関数を持つシステムとして捉えることができる。もし，+ と - の記号なら $X \cdot (G_1 - G_2) = Y$ となり，伝達関数は $G_1 - G_2$ である。

③ これはネガティブフィードバック系のブロック線図であり，試験によく出る。ちょっと複雑なので**図 4.3** で説明しよう。$R = Y \cdot H, J = X - R = X - Y \cdot H, Y = J \cdot G = (X - Y \cdot H) \cdot G$，したがって $X \cdot G / (1 + G \cdot H) = Y$。つまり，この系は $G/(1 + G \cdot H)$ という一つの伝達関数を持つシステムとして捉えることができる。ちなみに，**図 4.4**（a）の場合は $H = 1$ として伝達関数は $G/(1+G)$，図（b）の場合は $G = 1$ として伝達関数は $1/(1+H)$ とすればよい。

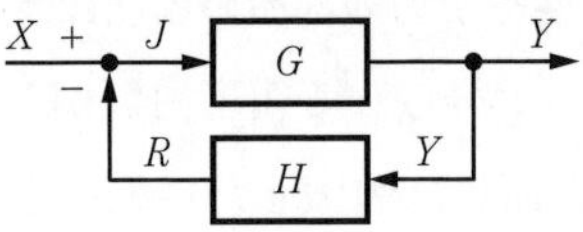

図 4.3

4.1 伝達関数とブロック線図　27

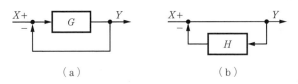

図 4.4

例題4.1　図 4.5 のブロック線図の伝達関数 (Y/X) はどれか。

（1）$\dfrac{H}{1+GW}$　（2）$\dfrac{GW}{1+H}$

（3）$\dfrac{H}{1+GWH}$　（4）$\dfrac{GW}{1+GWH}$

（5）$\dfrac{GW}{1-GWH}$

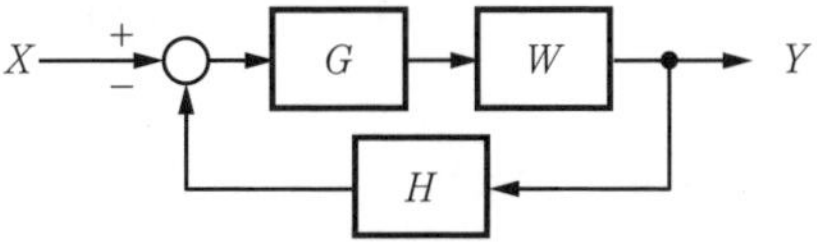

図 4.5

解答　（4）（図 4.6 参照）

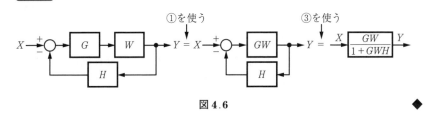

図 4.6　◆

例題4.2　図 4.7（a）と同図（b）の伝達関数は等しい。図（a）中の伝達関数 $G(s)$ はどれか。ただし，s をラプラス変換の演算子とする。

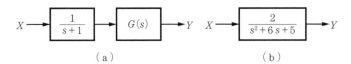

図 4.7

（1）$\dfrac{1}{s+6}$　（2）$\dfrac{2}{s+6}$　（3）$\dfrac{1}{2}\cdot\dfrac{2}{s+5}$　（4）$\dfrac{1}{s+5}$

（5）$\dfrac{2}{s+5}$

解答 （5）

「ラプラス変換の演算子」は「ラプラスの変数」とか「ラプラス変換後の変数」などという表現で問題文に登場する。関数をラプラス変換したときに出てくる変数で，その実体は複素数である。あまり気にする必要はない。

$$\frac{1}{s+6} \cdot G(s) = \frac{2}{s^2+6s+5} = \frac{2}{(s+1)\cdot(s+5)} \quad \therefore G(s) = \frac{2}{s+5}$$ ◆

4.2　一次遅れ系の伝達関数と時定数

図 4.8 の回路の電源 E に，ステップ入力を与えたときのコンデンサの電圧 E_C をグラフ化したものが図 4.9 である。ステップ入力とは，図 4.9 のようにある瞬間に階段状に変化する入力である。コンデンサの電圧 E_C が図 4.9 の太線のようになり，E_C が定常状態の 63％までチャージされるまでの時間が**時定数**であり，この回路では時定数は $R \times C$ であることは，電気回路の授業で勉強するはずである。簡単に復習すると，抵抗 R が大きいと電流 i が小さくなり，コンデンサに充電されるまでに時間がかかる。また，静電容量 C はコンデンサに充電できる電荷の大きさ（$Q=CV$）なので，C が大きいとコンデンサに充電されるまでに時間がかかる。けっきょく，図 4.8 のコンデンサの電圧 E_C（コンデンサに充電される電荷に比例する）は $R \times C$ で評価できる。

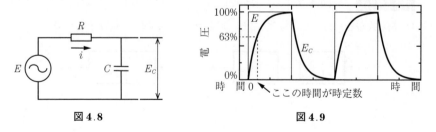

図 4.8　　　　　　　　図 4.9

この回路を一つのシステムとして捉え，電源 E を入力，コンデンサの電圧 E_C を出力とみなす。回路を表す方程式を立てて，ラプラス変換するとこのシステムの伝達関数を求めることができる。最初に述べたように，この計算は微

4.2 一次遅れ系の伝達関数と時定数

分方程式やラプラス変換の知識がなければできないのであるが，熱心な読者のために計算例を示そう（試験には出ない）。図4.8の回路は $RCdE_C(t)/dt + E_C(t) = E(t)$ と表せる。この式をラプラス変換すると $RCsE_C(s) + E_C(s) = E(s)$ となる。入力電圧 E がステップ入力なら，そのラプラス変換は $E(s)=E/s$ であるから $(1/s) \times E/(RCs+1) = E_C(s)$ である。ステップ入力が $(1/s)$，出力が $E_C(s)$ であるから伝達関数は $G(s) = E/(RCs+1)$ である。図4.9のように入力 E は階段状（ステップ入力）で，出力 E_C は遅れてそれについていくような形であるから，この系を**一次遅れ系**という。さて，ここからが試験に出る話である。一般に，一次遅れ系は $K/(Ts+1)$ と表され，K がゲイン，T が時定数である。

例題4.3　図4.10のブロック線図に示すシステムの時定数〔秒〕はどれか。ただし，s はラプラス変換後の変数を表す。

(1) 0.25　(2) 0.5　(3) 1.0
(4) 2.0　(5) 4.0

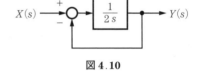

図4.10

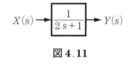

図4.11

[解答] （4）
システムは**図4.11**のように書き換えられる。　◆

例題4.4　図4.12のブロック線図に示すシステムの時定数〔秒〕はどれか。ただし，s をラプラス変換の演算子とする。

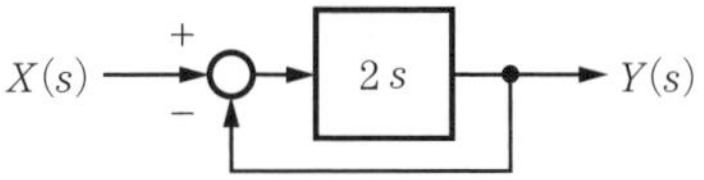

(1) 0.25　(2) 0.5　(3) 1.0
(4) 2.0　(5) 4.0

図4.12

[解答] （4）
本問の伝達系数は $2s/(2s+1)$ となる。ほとんどの問題は例題4.3のような伝達系数 $K/(Ts+1)$ のパターン（積分要素の直結フィードバック）だが，本問は $Ts/(Ts+1)$（微分要素の直結フィードバック）であり，時定数は $T=2$ である。　◆

5 変調

　変調とは,「通信で連続する正弦波電流または電波(搬送波)の振幅・周波数などに信号で変化を与えること」(広辞苑 第七版)である。FMラジオは音声 (20 Hz 〜 20 kHz) を伝えているが,FMラジオの周波数は 76 〜 108 MHz 程度である。その仕組みはどのようなものであろうか。

5.1　変調の種類と特徴

　搬送波(ラジオの例では放送局の電波)に信号波(ラジオの例では音声)を乗せることを**変調**(modulation)という。変調の方法は非常に多く,それぞれに特徴がある。

5.1.1　アナログ変調
搬送波も信号波もアナログ信号の場合である。以下の三つがある。

　　AM(amplitude modulation)- 振幅変調

　　FM(frequency modulation)- 周波数変調

　　PM(phase modulation)- 位相変調

　これらの変調方法は**図 5.1**を見るのが早い。AMでは信号波に合わせて搬送波の振幅を変える。FMでは信号波に合わせて搬送波の周波数を変える。PMでは信号波に合わせて搬送波の位相を変える。

　AMラジオとFMラジオではFMのほうが音が良く雑音に強い。しかし,いまの若い人はあまりラジオを聴かないようだし,民放AM局は閉局が続いてい

5.1 変調の種類と特徴   31

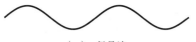

（a） 信号波

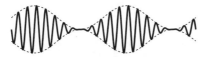

（b） 搬送波

（c） AM

（d） FM

（e） PM

図 5.1

るので，この説明はあまり適当ではないかもしれない。

〔1〕 **AM の 側 波 帯**

AM に関してはもう少し説明すべき話がある。搬送波の周波数を f_c〔Hz〕，信号波の周波数を f〔Hz〕とする。この AM 波をフーリエ変換して，その周波数成分を分析すると**図 5.2** のようになる。ここで生じている f_c-f と f_c+f の周波数成分を**側波帯**という。f_c-f は**下側波帯**（LSB：lower side band），f_c+f が**上側波帯**（USB：upper side band）である。二つの測波帯を含む周波数帯域（$f_c-f \sim f_c+f$）が，この通信で使用される占有帯域幅となる。

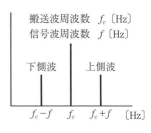

図 5.2

〔2〕 AM の復調

変調された信号から元のデータを取り出すことを**復調**という。ここでは，最も単純な AM 復調について解説する。AM 信号は**図5.3**の回路で復調できる。

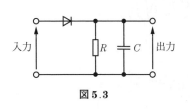

図 5.3

入力に正弦波を与えてみよう（**図5.4**（a）参照）。① の間は入力と同じ出力が得られる，② 以降はダイオードが逆電圧になり，入力は回路から切り離される。① の間にコンデンサにたまったエネルギーが抵抗を通じて放電され，出力電圧は下がっていく。以下，同じことが繰り返され，けっきょく，出力は図5.4（a）の太線のようになる。つぎに，入力として図5.4（b）のように振幅変調された信号を与えてみよう。図5.4（a）での考察から，この出力は図5.4（b）太線のようになることがわかる。これは振幅変調された信号が復調されたとみなすことができる。

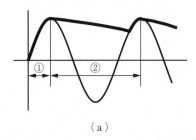
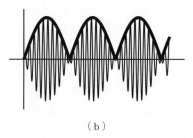

(a)　　　　　　　　　　(b)

図 5.4

例題5.1　振幅変調（AM）において変調波が 1～2 kHz の周波数帯域を持つ信号で搬送波の周波数が 1 000 kHz であるとき，被変調波の側波について正しいのはどれか。

a. 上側波帯の最高周波数は 1 002 kHz である。
b. 上側波帯の最低周波数は 1 000 kHz である。
c. 下側波帯の最高周波数は 998 kHz である。
d. 下側波帯の帯域幅は 2 kHz である。

e. 上・下側波帯の周波数スペクトルは対称である。

（1） a, b　　（2） a, e　　（3） b, c　　（4） c, d　　（5） d, e

解答　（2）

上の説明では，信号波の周波数を f〔Hz〕としたが，例えばラジオの場合，信号波は音声なので，ある帯域を持つことになる。本問では変調波という表現が使われているが，これは信号波のことである。搬送波の周波数が 1 000 kHz，信号波の帯域が 1～2 kHz なので上側波帯は 1 001～1 002 kHz で帯域幅は 1 kHz，下側波帯は 998～999 kHz で帯域幅は 1 kHz である。b. 1.001 kHz，c. 999 kHz，d. 1 kHz。◆

例題5.2　振幅変調において 100 kHz の搬送波を信号 $v(t) = 5\sin(4\,000\pi t)$ で変調するとき，被変調波の上・下側波の周波数〔kHz〕はどれか。ただし，時間 t の単位は秒とし，過変調は生じないものとする。

（1）　101 と 99　　（2）　102 と 98　　（3）　104 と 96

（4）　110 と 90　　（5）　120 と 80

解答　（2）

$v(t) = 5\sin(4\,000\pi t)$ という信号の各種情報はつぎのとおりである。電気回路の授業で勉強するはずである（**図 5.5** 参照）。

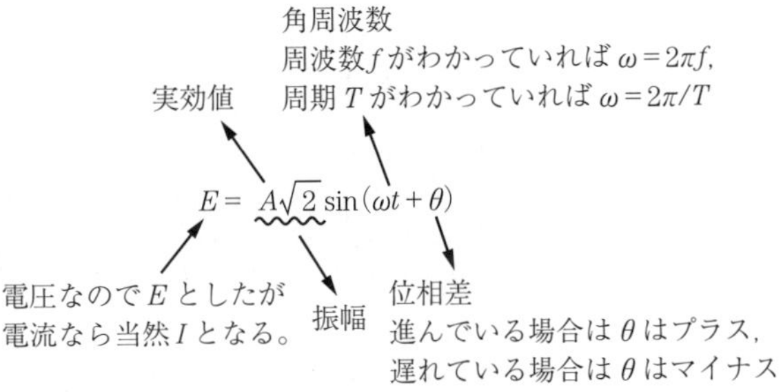

振幅：5 V
実効値：$5/\sqrt{2} = 3.5$ V
角周波数：$4\,000\pi$〔rad/s〕
周波数：2 kHz
位相差：0 rad
周期：0.5 ms

本問で必要なのは周波数。

$$E = A\sqrt{2}\sin(\omega t + \theta)$$

実効値
電圧なので E としたが電流なら当然 I となる
振幅
角周波数　周波数 f がわかっていれば $\omega = 2\pi f$，周期 T がわかっていれば $\omega = 2\pi/T$
位相差　進んでいる場合は θ はプラス，遅れている場合は θ はマイナス

図 5.5

◆

5.1.2 ディジタル変調

ディジタル信号をアナログの搬送波で送信する場合である。以下の三つがある。

ASK（amplitude shift keying）- 振幅偏移変調

FSK（frequency shift keying）- 周波数偏移変調

PSK（phase shift keying）- 位相偏移変調

図 5.6 を見るとわかる。ASK ではディジタル信号が ON のときと OFF のときで，搬送波の振幅が異なる（図では OFF のとき振幅が 0 になっているが，別に 0 でなくてもよい）。FSK ではディジタル信号が ON のときと OFF のときで，搬送波の周波数が異なる。PSK ではディジタル信号が ON のときと OFF のときで，搬送波の位相が異なる。

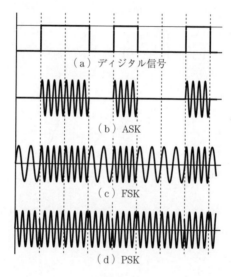

図 5.6

5.1.3 パルス変調

アナログ信号をディジタルパルスの搬送波に変換する場合である。以下の六つがある。

PAM（pulse amplitude modulation）- パルス振幅変調

PFM（pulse frequency modulation）- パルス周波数変調

5.1 変調の種類と特徴

PWM（pulse width modulation）- パルス幅変調

PPM（pulse position modulation）- パルス位置変調

PCM（pulse code modulation）- パルス符号変調

PNM（pulse number modulation）- パルス数変調

図 5.7 を見て理解してほしい。PAM は，アナログ信号に合わせてパルスの振幅が変わる。PFM は，アナログ信号に合わせてパルスの周波数（単位時間内のパルスの数）が変わる。PWM は，アナログ信号に合わせてパルスの幅が

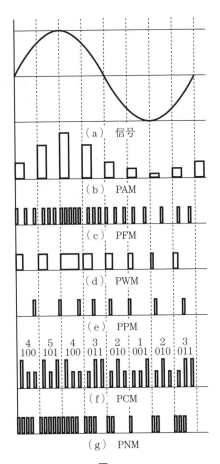

図 5.7

変わる。PPM は，アナログ信号に合わせてパルスの位置が変わる。PCM は，アナログ信号の振幅を符号化しパルスで表現する。PNM はアナログ信号の振幅を符号化し，パルスの数で表現する。

例題5.3 パルス符号変調はどれか。
（1） PAM （2） PCM （3） PFM （4） PPM （5） PWM
解答 （2）

5.2 分　割　多　重

　FM ラジオの周波数は 76 〜 108 MHz であるが，多数の放送局が放送している。つまり，76 〜 108 MHz の 32 MHz 帯域を分割して利用しているのである。**分割多重**には以下の四つがある。

　　　　FDM（frequency division multiplexing）- 周波数分割多重
　　　　TDM（time division multiplexing）- 時分割多重
　　　　CDM（code division multiplexing）- 符号分割多重
　　　　WDM（wavelength division multiplexing）- 波長分割多重

FDM は複数のデータを異なる周波数帯域に割り当て，各周波数帯域を一つの伝送路で同時伝送する多重化技術である。何やら難しいことをいっているようだが，テレビやラジオが代表的である。分割された各周波数帯は**チャネル**と呼ばれる。TDM は一つの伝送路において，複数の異なる信号を順番に伝送することにより多重化を行う通信方式である。CDM は，信号ごとに異なる識別符号をデータと掛け合わせた同一周波数帯域の信号を加算し，その信号群を一つの伝送路で同時伝送する多重化技術である。受信したほうは，識別符号を鍵として元の信号を取り出す。WDM は，1 本の光ファイバに波長の異なる複数の光信号を同時に伝送する技術である。

例題5.4 通信方式について正しいのはどれか。

a. 信号の振幅に応じて搬送波の位相を変調する方式をPWMという。
b. 信号の振幅に応じて搬送波の振幅を変調する方式をFMという。
c. 信号の振幅をパルス符号に対応させて変調する方式をPCMという。
d. 0, 1の2値信号を周波数の高低に対応させて変調する方式をFSKという。
e. 周波数帯域を分割して多チャネル信号を多重化する方式をTDMという。

(1) a, b　　(2) a, e　　(3) b, c　　(4) c, d　　(5) d, e

解答　(4)

以上のように用語の正誤を問う問題がほとんどで，変調や分割多重の本質的な事柄を聞かれることはない。　　　　　　　　　　　　　　　　　　　　　◆

⑥ システムの信頼度

機器の信頼度と検査の信頼度がある。問題文をよく読み，どのようなシチュエーションが問われているのか正しく判断する必要がある。

6.1 確　　　率

信頼度は確率で表される。そこで確率について復習しておこう。

確率は，0～1（0%～100%）の数字で表される。ある物事が絶対に起きない場合は確率0（0%），必ず起こる場合は1（100%）となる。確率0.5（50%）とは，その物事が起こるか起きないかが半々の場合で，例えばコイントスで表が出る確率などが0.5である。そしてある事象が起こる確率をPとすると，その事象が起こらない確率は$1-P$となる。

コインを2回投げて，2回とも表が出る確率はいくらであろうか。コイントス2回のパターンは四つあり（表・表）（表・裏）（裏・表）（裏・裏）である。2回とも表が出るのはこのうち1パターンだけなので，その確率は1/4＝0.25（25%）である。計算で示すと，1回目に表が出る確率は0.5，2回目に表が出る確率は0.5，そして2回とも表が出る確率は0.5×0.5＝0.25となる。つまり，Aという事象が起こる確率をP_1，Bという事象が起こる確率をP_2とするとき，AとBが同時に起こる確率は$P_1 \times P_2$と表される。

6.2 機器の信頼度

システムを構成する機器の信頼度を考える。信頼度 0（0%）は完全な故障状態，信頼度 1（100%）は完全な正常状態である。そして，例えば信頼度 2/3（66.7%）というのは，使用 3 回のうち 2 回は正常に使えるが，1 回は故障して使えないということである。

6.2.1 直列の場合

図 6.1 の豆電球の絵を見てほしい。破線で囲まれた部分をシステムと考える。スイッチを入れて豆電球がつくのは（つまりシステムが正常に機能するのは），機器 1 と機器 2 の二つともに正常に働いている場合である。どちらか一つでも故障していると豆電球はつかず，システムは故障だとみなされる。

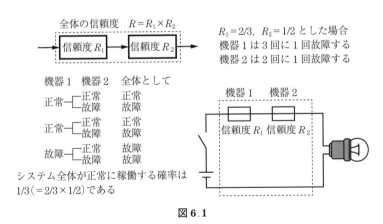

図 6.1

二つの要素両方ともが正常であればシステム全体も「正常」である。
一つの要素でも故障していると，システム全体も「故障」状態となる。
機器 1 と機器 2 の信頼度（正常に作動する確率）をそれぞれ R_1，R_2 とする。例として $R_1 = 2/3$，$R_2 = 1/2$ とすると，機器 1 は 3 回に 1 回故障し，機器 2 は 2 回に 1 回故障することになる。このシステムが全体として正常となるのは 6

回中2回だけ，つまりシステムの信頼度は1/3である．これを式で書くと，全体の信頼度は$R=R_1×R_2$となる．問題によってはシステムの故障率を聞かれることもある．その場合は$1-R_1×R_2$である．この例では機器が2台の場合を説明したが，n台あれば，その信頼度は$R=R_1×R_2×\cdots×R_n$となる．

6.2.2 並列の場合

図6.2の豆電球の絵を見てほしい．スイッチを入れて豆電球がつくのは（つまりシステムが正常に機能するのは），機器1と機器2のどちらか一つでも正常に働いている場合である．両方とも故障していると豆電球はつかず，システムは故障だとみなされる．

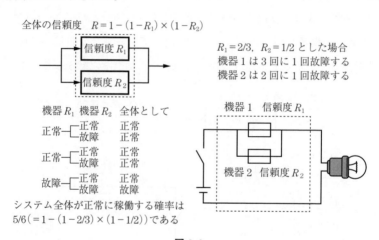

図 6.2

一つの要素でも正常であれば，システム全体も「正常」状態を維持できる．
二つの要素両方ともが故障していると，システム全体も「故障」状態である．
機器の信頼度をそれぞれ$R_1=2/3$，$R_2=1/2$とすると，このシステムが全体として正常となるのは6回中5回，つまりシステムの信頼度は5/6となる．これを式で書くと，全体の信頼度は$R=1-(1-R_1)×(1-R_2)$となる．$(1-R_1)$，$(1-R_2)$は機器1，機器2が故障する確率，$(1-R_1)×(1-R_2)$は機器1, 2がともに故障，すなわちシステムが故障する確率，そして$1-(1-R_1)×(1-R_2)$

がシステムが正常に働く確率，つまりシステムの信頼度となる。機器が n 台あれば，その信頼度は $R = 1 - (1-R_1) \times (1-R_2) \times \cdots \times (1-R_n)$ である。

例題6.1 図 6.3 のように信頼度が異なる要素を並列に構成した場合，システム全体の信頼度はいくらか。

（1） 0.32　（2） 0.45　（3） 0.55
（4） 0.70　（5） 0.95

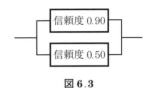

図 6.3

解答 （5）
$1 - (1-0.9) \times (1-0.5) = 0.95$ ◆

例題6.2 ある機器の信頼度を調査したところ，20 回のうち 19 回使用できた。同時に使用するもう 1 台の機器は 10 回のうち 8 回使用できた。この 2 台を同時に使用できる確率はどれか。

（1） 0.99　（2） 0.95　（3） 0.88　（4） 0.80　（5） 0.76

解答 （5）
図 6.1 のような直列システムか，あるいは図 6.2 のような並列システムか。問題をよく読み，判断しなければならない。本問は直列システムである。「同時に使用できる確率」というのがポイントである。信頼度 19/20 の機器と信頼度 8/10 の機器を，2 台同時に使用（直列で場合）する場合の全体の信頼度は $(19/20) \times (8/10) = 0.76$ である。 ◆

6.3 検査の信頼度

検査の信頼度とは，装置が正常であるとき正常と判断される確率のことである。

A さんの検査の信頼度 2/3（66.7％）というのは，A さんが「装置は正常」と判断したとき，その判断が正しい（本当に装置が正常である）確率が

66.7%であるということである．もう一人，検査の信頼度1/2のBさんと一緒に検査をしたとき，この二人の総合的な信頼度はいくらになるだろうか．

6.3.1 ダブルチェック（同じ検査を二名で行う）

Aさん（検査の信頼度2/3）が検査した後に，Bさん（検査の信頼度1/2）がチェックする．

・両名とも正常と報告した場合 → 装置は正常だと判断する
・両名とも故障と報告した場合 → 装置は故障だと判断する
・両名の報告が食い違った場合 → もう一度確認する

要するにA，Bともに誤った判断をしたとき，総合判断で誤りが生じる．総合的な信頼度は1-(1-Aの信頼度)×(1-Bの信頼度)と書ける．**表6.1**にすべての場合を列挙してある．この場合の信頼度（正しく総合判断される確率）は1-(1-2/3)×(1-1/2)=5/6である．

表6.1

\multicolumn{3}{c}{装置は正常}
Aさんの判断	Bさんの判断	総合判断
正常（正しい判断）	正常（正しい判断）	正常（正しい判断）
	故障（誤った判断）	もう一度確認して正常とわかる（正しい判断）
正常（正しい判断）	正常（正しい判断）	正常（正しい判断）
	故障（誤った判断）	もう一度確認して正常とわかる（正しい判断）
故障（誤った判断）	正常（正しい判断）	もう一度確認して正常とわかる（正しい判断）
	故障（誤った判断）	故障（誤った判断）

〔注〕 Aさん，Bさんの信頼度をR_A，R_Bとすると
二人のダブルチェックの信頼度は$R = 1-(1-R_A)\times(1-R_B)$

信頼度0.67のAさんと信頼度0.5のBさんがダブルチェックすると，全体の信頼度は0.83となる．一人ひとりの能力が足りなくても，みんなで協力すれば信頼度を上げることができる…というのがダブルチェックの効果だが，現実には，A「あとでBがチェックするからテキトーでいいだろ，はい合格！」，

B「Aが合格にしてるから大丈夫だろ，俺が不合格にしたら波風立つしな，合格！」というわけで，往々にして一人のチェックよりまずいことになることがある。もちろんこの話は試験には出ない。

6.3.2 分担チェック（二人の点検項目が異なりかつたがいに独立している）

Aさん（検査の信頼度 2/3）が機械の半分を，残りの半分をBさん（検査の信頼度 1/2）がチェックするような場合。

・両名とも正常と報告した場合 → 装置は正常だと判断する
・両名とも故障と報告した場合 → 装置は故障だと判断する
・どちらか一人でも故障と報告した場合 → 装置は故障だと判断する

ダブルチェックは二人で同じ内容を検査しているので，両名の判断が異なるというのはおかしなことであり，そのときは調べ直す。しかし，分担チェックでは二人は別々の内容を検査するので，判断が異なっても不思議はなく，調べ直しはしない。この場合，二人ともに正しい判断をしたとき，正しい総合判断ができる。

総合的な信頼度＝Aの信頼度×Bの信頼度と書ける。**表 6.2** にすべての場合を列挙してある。この場合の信頼度（正しく総合判断される確率）は 2/3×1/2＝1/3 である。

表 6.2

装置は正常		
Aさんの判断	Bさんの判断	総合判断
正常（正しい判断）	正常（正しい判断）	正常（正しい判断）
	故障（誤った判断）	故障（誤った判断）
正常（正しい判断）	正常（正しい判断）	正常（正しい判断）
	故障（誤った判断）	故障（誤った判断）
故障（誤った判断）	正常（正しい判断）	故障（誤った判断）
	故障（誤った判断）	故障（誤った判断）

〔注〕 Aさん，Bさんの信頼度を R_A, R_B とすると
二人の分担チェックの信頼度は $R = R_A \times R_B$

44   6. システムの信頼度

例題6.3　ある機器の点検作業を2人の点検者で分担して行った。2人の点検作業項目が異なり，かつたがいに独立している場合，点検作業全体の信頼度はどれか。ただし，2人の作業に対する信頼度はともに0.9とする。

（1）0.45　（2）0.72　（3）0.81　（4）0.90　（5）0.99

解答　（3）
0.9×0.9＝0.81　　　　　　　　　　　　　　　　　　　　　◆

例題6.4　1台の人工呼吸器を2人の医療従事者がそれぞれ点検リストに従って仕業点検を行った。この点検行為の信頼度はいくらか。ただし，医療従事者の信頼度はそれぞれ0.9とする。

（1）1.80　（2）1.35　（3）0.99　（4）0.90　（5）0.81

解答　（3）
ダブルチェックである。2人とも誤った判断をしたとき，総合判断で誤りが生じる。総合的な信頼度＝1－（1－1人目の信頼度）×（1－2人目の信頼度）＝1－（1－0.9）×（1－0.9）＝0.99。　　　　　　　　　　　　　　　　　　　　　◆

例題6.5　ある機器のAの部分は信頼度0.90の点検者が1人で行い，Bの部分は信頼度0.70の点検者が2人で行った。点検作業の総合的な信頼度はどれか。ただし，Aの部分とBの部分は直列関係にあるとする。

（1）0.44　（2）0.63　（3）0.82　（4）0.91　（5）0.99

解答　（3）
Bの部分はダブルチェックに相当し，その信頼度は1－（1－0.7）×（1－0.7）＝0.91。そしてAとBの分担チェックになるので，全体の信頼度は0.9×0.910＝0.819。ダブルチェックか分担チェックかを正確に判断することが必要。　　　◆

6.4 アベイラビリティ

どんなシステムでも完全はあり得ない。形あるものは必ず壊れる，つまり故障する。**アベイラビリティ**（availability）とはシステムの壊れにくさのことである。日本語では可用性，稼働性などと表記する。では，**図 6.4** のような挙動を示す装置の壊れにくさをどのように評価すればよいだろうか。

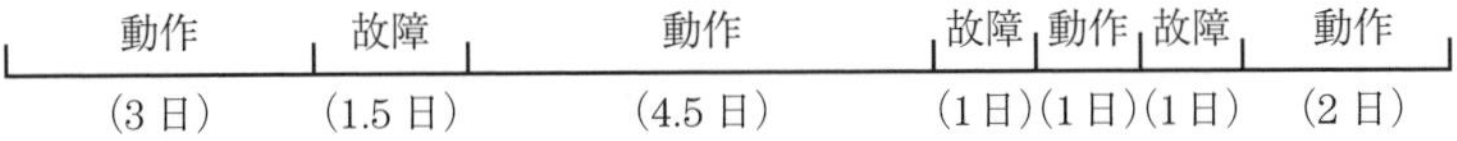

動作	故障	動作	故障	動作	故障	動作
(3 日)	(1.5 日)	(4.5 日)	(1 日)	(1 日)	(1 日)	(2 日)

図 6.4

故障と故障の間の平均時間はどうだろう。これが長いほうが安定したシステムである。これを **MTBF**（mean time between failure）という。故障と故障の間の期間というのは動作時間であるので，計算は MTBF ＝ 動作時間/動作回数 となる。図 6.4 の例では MTBF ＝ (3＋4.5＋1＋2)/4 ＝ 2.625。つまり平均して 2.625 日使うと故障してしまうということである。

修理のための平均時間というのも評価の指標になるだろう。これは短いほうが良く，**MTTR**（mean time to repair）という。計算は MTTR ＝ 修理時間/修理回数で，図 6.4 の例では MTTR ＝ (1.5＋1＋1)/3 ＝ 1.17。つまり，一度故障すると修理するのに平均 1.17 日かかるということである。

システムの壊れにくさ（アベイラビリティ）を，システムが使える状態にある割合（確率）と考えると，アベイラビリティの計算は，動作時間/全時間 ＝ 動作時間/(動作時間＋修理時間) となるだろう。動作時間や修理時間には，平均値である MTBF を MTTF 使えばよい。

アベイラビリティ ＝ MTBF/(MTBF＋MTTF)

図 6.4 の場合はアベイラビリティ ＝ 2.625/(2.625＋1.17) ＝ 0.69。つまり，この装置を使おうと思ったとき，約 70％の確率で使える（30％の確率で故障している）ということである。

46　6. システムの信頼度

例題6.6　図6.5のように使用と修理を繰り返している ME 機器のアベイラビリティはどれか。

| 使用期間 30 日 | 修理期間 10 日 | 使用期間 20 日 | 修理期間 15 日 | 使用期間 70 日 | 修理期間 5 日 | 使用期間 40 日 |

図6.5

（1）0.20　　（2）0.40　　（3）0.68　　（4）0.80　　（5）0.84

解答　（4）

MTBF（mean time between failure）＝動作時間/動作回数
$= (30+20+70+40)/4 = 40$

MTTR（mean time to repair）＝修理時間/修理回数
$= (10+15+5)/3 = 10$

アベイラビリティ＝MTBF/(MTBF＋MTTF)
$= 40/(40+10) = 0.8$　◆

6.5　誤差の蓄積

最後の項目はこれまでとちょっと毛色が違うが，誤差の蓄積について解説しておこう。**図6.6**（a）に示した横 40 mm，縦 20 mm の長方形の面積を計算しよう。面積は $40 \times 20 = 800$ mm^2 である。さて，横の長さを物差しで測る。この物差しはあまり正確ではなく，1%の誤差がある。すると，横の長さは 39.6〜40.4 mm と測定される。また，縦の長さを2%の誤差のある物差しで測ると，19.6〜20.4 mm と測定される。ここから，長方形の面積を計算すると 776.16〜824.16 mm^2 となり，正しい値 800 mm^2 と比べて3%の誤差を持つこととなる。掛け算では誤差はそのまま合計される。

図6.6（b）は割り算の誤差の蓄積である。面積 800 mm^2，横 40 mm の長

6.5 誤差の蓄積

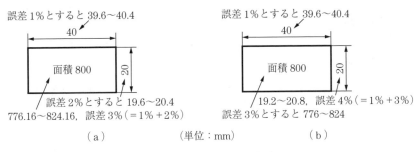

図 6.6

方形の縦の長さは 20 mm である。面積測定に 3% の誤差があるとき，測定されるのは 776 ～ 824 mm² である。横の長さの測定に 1% の誤差があると 39.6 ～ 40.4 mm と測定される。ここから縦の長さを計算すると 19.2 ～ 20.8 mm となり，真の値 20 mm に対して 4% の誤差がある。つまり，割り算でも誤差はそのまま合計される。

例題6.7 相対誤差 1% の電流計と相対誤差 2% の電圧計を用いて電力を測定する場合，電力の相対誤差は何 % となるか。
(1) 1 (2) 2 (3) $\sqrt{5}$ (4) 3 (5) 5

解答 (4)
単純に足せばよい。 ◆

7 フローチャートとプログラム

　PCはもちろん，スマホもコンピュータである。コンピュータを動かすには，**アプリ**と呼ばれるソフトウェアが必要である。アプリを作るには，プログラムを組まなければならない。**プログラミング言語**と呼ばれる人工言語を用いて，コンピュータへの指令を記述していくのである。

7.1　プログラミング言語

　現在，プログラミング言語は200～1 000ほどあるといわれている。有名なものもあればマイナーなものもあるが，試験に出そうなものは以下のとおりである。なお，それぞれのプログラミング言語の特徴や，ましてや実際にプログラムを組むことなどは試験に出ないので安心してよい。

　PHP, Ruby, Visual Basic, JavaScript, Python, Go, Swift, Java, C, C++, Objective-C, C#, FORTRAN, Kotlin

---

　例題7.1　　プログラミング言語でないのはどれか。
（1）C++　　（2）Android　　（3）Java　　（4）Python
（5）Ruby
　解　答　　（2）
（2）AndroidはGoogleのスマホ（タブレット）用OS。　　◆

　例題7.2　　誤っている組合せはどれか。
（1）オペレーティングシステム－UNIX

- (2) アプリケーションソフトウェア − メーラー
- (3) データベース − 検索
- (4) フローチャート − HTML
- (5) プログラミング言語 − C++

解答　（4）

（4）　フローチャートはプログラムの処理の流れを図にしたもの。HTML（hypertext markup language）は Web ページ記述用の言語。　◆

7.2　フローチャート

とりあえず**図 7.1** を見てほしい。「z を表示」の部分で何が表示されるだろうか。答は 3 である。何がいいたいのかというと，言葉で説明するよりも図で表すことで，処理の流れがわかりやすくなるという点である。このような図を**フローチャート**（**流れ図**ともいう）と呼ぶ。プログラムを作るときは，最初にフローチャートを書き，処理の全体像を把握することが重要である。そうすることで，プログラム作成時には「現在どの部分の処理を記述しているのか」を意識することができ，間違い（バグ）を減らせる。

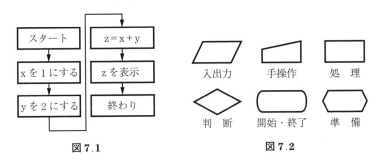

図 7.1　　　　　　　　　図 7.2

図 7.1 ではすべての処理が同じ長方形で表されているが，せっかくなので処理によって形を変えるとよりわかりやすいだろう。**図 7.2** はフローチャートのルールである。

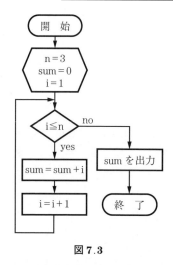

図7.3

さて，実際のフローチャート（**図7.3**参照）を見ながらプログラムの流れを調べてみよう。

① プログラムが開始されると，n=3, sum=0, i=1 がセットされる。判断部分で i ≦ n (1 ≦ 3) が yes なので，処理は下に進む。

つぎの sum=sum+i と i=i+1 は慣れると何でもないが，初めての人は戸惑うだろう。sum=sum+i は最初に右辺の sum+i を計算して，その結果を左辺 sum に代入する。結果的に sum の値が i だけ増えることになる。＝を使うのは数学的におかしいので，sum ← sum+i のように書く流儀もある。けっきょく sum (=0) は i (=1) だけ増えて sum=1 となり，また，i (=1) は 1 だけ増えて i=2 となる。

② n=3, sum=1, i=2 である。判断部分で i ≦ n (2 ≦ 3) が yes なので，処理は sum (=1) が i (=2) だけ増えて sum=3 となり，また i は 1 だけ増えて i=3 となる。

③ n=3, sum=3, i=3 である。判断部分で i ≦ n (3 ≦ 3) が yes なので，処理は sum (=3) が i (=3) だけ増えて sum=6 となり，また i は 1 だけ増えて i=4 となる。

④ n=3, sum=6, i=4 である。判断部分で i ≦ n (4 ≦ 3) が no なので，処理はループを抜ける。そして，sum の値 6 を表示して終了となる。

けっきょく，図7.3 は 1〜n の合計を計算するプログラムのフローチャートである。n が 3 なら，1+2+3=6 を計算しているわけである。

フローチャートを読み解く問題には簡単な方法はないので，落ち着いて順番に考えていくしかない。

例題7.3 図7.4 のフローチャートで計算終了時の X[1] の値はどれか。ただし，X[N] は配列変数を意味し，N の値によって別の変数として扱う。

(1) 0   (2) 1   (3) 2
(4) 3   (5) 4

[解答]　(2)

① X[0]=4, X[1]=3, X[2]=1, N=0
N<2 なのでは始めの判断は YES, X[0]<X[1] は 4<3 となり, これは NO であるから, Y に X[0] の値を代入 (Y=4), X[0] に X[1] の値を代入 (X[0]=3), X[1] に Y の値を代入 (X[1]=4)。つまり, ここは X[N] と X[N+1] の値を入れ替えている。そして, N の値が一つ増えて (N=1), つぎのループに突入する。

② X[0]=3, X[1]=4, X[2]=1, Y=4, N=1
N<2 なので, 始めの判断は YES, X[1]<X[2] は 4<1 となり, これは NO であるから, X[1] と X[2] の値を入れ替える (X[1]=1, X[2]=4)。そして, N の値が一つ増えて (N=2), つぎのループに突入する。

③ X[0]=3, X[1]=1, X[2]=4, Y=4, N=2
N<2 は成り立たないので終了。この時点で X[1]=1 である。

これは**バブルソート**といわれるアルゴリズムの一部である。この処理を繰り返すことで, 変数を小さい順番に並べ替えることができる。　　◆

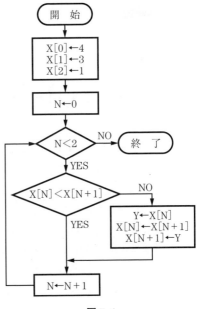

図 7.4

8 いろいろな用語

　システム工学ではコンピュータ，通信関係を中心にいろいろな用語や略語が登場する。コンピュータウイルスなどのようにすでに知っている言葉もあれば，初めて聞く言葉もあるだろう。この分野は発展が速いので，すでに過去の技術となっている用語もある。ME 2 種や国家試験をリサーチして，いままでに出題されたことのある言葉をピックアップしてみた。

【不正プログラム関連】

マルウェア（malware, malicious + software）
　コンピュータ本体や利用者に被害をもたらすことを目的とした，悪意のあるソフトウェア。ウイルス（コンピュータウイルス），ワーム，トロイの木馬，スパイウェアなどの総称。

ウイルス（virus）
　コンピュータに感染する不正なプログラム。病原菌のウイルス同様「感染，潜伏，発病」といった機能を有しているため，ウイルスと呼ばれる。小さい「ィ」を使ってウィルスと書かれることもある。

トロイの木馬（Trojan horse）
　有用なプログラムを装い，コンピュータに侵入して破壊活動を行うプログラム。必要性や便利さをうたっているため，利用者自身が自分のパソコンにインストールしてしまう。トロイア戦争で，ギリシャ軍がトロイア軍を欺くために兵を中に潜ませたとされる巨大な木馬（広辞苑 第七版）が語源。

不正プログラム関連

ワーム（worm）

ネットワークを使って自己増殖を繰り返しながら破壊活動を行う。メール，ホームページ，不正侵入といった，インターネットの感染経路を利用し，自分のコピーをばらまいていく。worm とはミミズや芋虫のような虫のこと。

スパイウェア（spyware）

コンピュータに不正侵入し，ユーザの個人情報や行動を監視して，外部に情報を送信するプログラム。外部送信される情報には，コンピュータ構成，閲覧した Web サイト，ユーザ名およびパスワード，クレジット情報などがある。まさにスパイ。

ランサムウェア（ransomware）

感染したコンピュータをロックしたり，ファイルを暗号化したりすることによって使用不能にし，元に戻すことと引換えに金を要求する。ransom（身代金）＋software（ソフトウェア）。

ゼロデイ攻撃（zero-day attack）

ソフトウェアにセキュリティ上の脆弱性が発見された際，問題の存在やパッチなどの対応策が広く公表される前にその脆弱性（ゼロデイ脆弱性）を悪用して行われるサイバー攻撃。

DOS 攻撃（denial of service attack）

Web サイトやサーバに対して過剰なアクセスやデータを送付するサイバー攻撃。標的となった Web サイトは高負荷のため閲覧ができなくなる。

標的型攻撃（targeted attack）

不特定多数ではなく，特定の組織や業界，地域などを対象とする攻撃を意味する用語。

インジェクション攻撃（injection attack）

無効なデータなどの脆弱性の高いプログラムにソースコードを注入（インジェクト）して不正な命令を実行し，プログラムを改変する。

スパムメール（spam mails）

迷惑メールのこと。一方的に送り付けられる。商品の宣伝，詐欺，フィッシ

ングサイトへの誘導を目的とする。

フィッシング（phishing）

「あなたの○○カードの引落しができません。以下のサイトで確認を」などというスパムメールを見たことがあるだろう。そのサイトは実在する企業・組織を騙って，ユーザネーム，パスワード，アカウント ID，ATM の暗証番号，クレジットカード番号などの個人情報を詐取する。その手の詐欺。魚釣り（fishing）じゃないよ。

キーロガー（keylogger）

コンピュータへのキー入力を監視し，それを記録するソフトウェアもしくはハードウェア。知らないうちにインストールされ，スパイウェアによって通信内容が外部に流出する。

ボット（bot）

コンピュータを外部から遠隔操作するためのバックドア型不正プログラムの一種。

【失敗の原因を探る】

RCA（root cause analysis，根本原因解析）

問題解決のためには，対処療法ではなく，問題の根底にある原因を特定して対策し，再発防止することが本質的である。そのためのプロセス。

FTA（fault tree analysis，故障の樹解析）

製品やシステムの品質や安全性を損ねる機器損傷の要因を抽出し，発生原因をツリー状の図にして，故障要因の因果関係を調べる解析手法。

ETA（event tree analysis，事象の樹解析）

リスクアセスメントの分析手法の一つで，ツリー状のモデルを用いて解析する方法。FTA と同様にツリー状であり，異常発生の原因→影響と探る方式（トップダウン）である。

FMEA（failure mode and effects analysis，故障モード効果解析）

製品の設計段階でリスクを予測し，それを事前に取り除く管理手法。部品などの構成要素の故障とそれが製品全体に及ぼす影響を解析する。医療分野では，例えば検査や薬の投与手順について，起こり得るエラーを予測して未然防止の対策を打つ。

KYT（危険予知トレーニング）

作業や職場で災害につながる危険を探し出して対策を行う能力を高めるために考案・実施されている訓練。

ヒヤリハット

危ないことが起こったが，幸い災害には至らなかった事象のこと。ハインリッヒの法則によると1件の重大事故の裏に，29件の軽傷事故，300件の無傷事故（ヒヤリハット）があるといわれている。

スイスチーズモデル（Swiss cheese model）

事故やトラブルが想定される事象に対して，いくつかの「防護壁（エラーを防ぐ要素）」を設ける。通常，この防護壁を何枚も重ねることによって事故を防止する（ダブルチェックなど）。しかし何事にも完全なものはない。防護壁の脆弱な部分や連鎖的なエラーといった「穴」をつぎつぎに通過してしまうと，事故・トラブルに至る。このように，防護壁に穴があいていることをスライスしたスイスチーズの姿にたとえたもの（図8.1参照）。

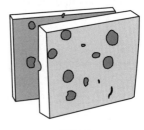

図8.1

【失敗しないために】

フェイルセーフ（fail（故障）＋safe（安全））

装置はいつか必ず壊れる。故障しても安全性を担保する設計手法。

例）踏切遮断機が故障した場合，重力により自動的に遮断機が降りてくる機構

地震で転倒すると，自動で運転停止するストーブ

故障や停電が発生すると，自動的に赤点滅に切り替わる信号機

フールプルーフ（fool（愚かな）+ proof（証拠））

人が誤操作をしたとしても事故につながらない，または誤操作自体が起きないようにすることで安全を守ることができる設計のこと。「ミスをしようとしてもできない」「事故を起こそうとしても起こせない」状態にすること。

例）　自動車ではギヤを変更する際にブレーキを踏む必要がある

機械のスイッチを二つ設けて，両方を同時に押さないと作動しないようにする

モジュール化（modularization）

製品やシステムを交換可能なモジュールに分割すること。故障したときは部品ではなくモジュールごと交換する。

冗長化（redundantize）

予備を持っておくこと。システムや設備で性能・データなどが同じスペアを準備しておくと，万一の事態でも業務を止めることなく復旧や対応をすることができる。

デッドマン機構（dead man mechanism）

機械の操作者が死亡・意識不明などの事態に陥ったときや，不用意に運転位置を離れた際に自動的に動作（あるいは停止）して事故を防止する機構。

【ネットワーク関連】

プロトコル（protocol）

この言葉自体は広い意味があるが，通信の世界では信号やデータ，情報を互いに送受信可能なようにあらかじめ決めておく約束事や手順，規約のことをいう。

TCP/IP（transmission control protocol/internet protocol）

インターネットにおいて世界的に最も広く利用されているインターネットプ

ロトコル。

IP アドレス（internet protocol address）

ネットワークにつながっている機器（PC，スマホなど）に割り振られている識別番号。

IPv4（internet protocol version 4），**IPv6**（internet protocol version 6）

作成できる IP アドレスの個数が違う。IPv4 は IP アドレスを 32 ビットで表し，約 43 億通りの IP アドレスを作れる（例 192.168.0.10）。IPv6 は IP アドレスを 64 ビットで表し，約 43 億の 4 乗通りの IP アドレスを作ることが可能で，ほぼ無限の IP アドレスを作れるといってもよい
（例 2001:db8:1111:2222:5555:6666:7777:8888）。

ドメイン名（domain name）

インターネット上で Web サイトを特定するための識別子で，おもに URL やメールアドレスの一部として使用される。

DNS（domain name system）

ある Web サイトを閲覧するためには，そのサイトのあるサーバの IP アドレスを指定する必要がある。しかし IP アドレスは無味乾燥な数字なので，できれば意味のある文字列，例えば xxx.co.jp などのドメイン名で指定したい。DNS を使えばドメイン名と IP アドレスが関連付けられ，ドメイン名から自動的に IP アドレスが特定できる。

SMTP（simple mail transfer protocol）

メール送信時に使われるプロトコル。

POP3（post office protocol version 3）

メール受信時に使われるプロトコル。

FTP（file transfer protocol）

ファイルを転送するためのプロトコル。ファイルのアップロードやダウンロードを行うときに使われる。

LAN（local area network）

ケーブルや無線などを用いて，同じ建物内などの比較的近い距離にあるコン

ピュータや通信機器などを接続し，データをやり取りするためのネットワーク。家庭の Wi-Fi ネットワークは LAN の典型的な使用例。

イーサネット（ethernet）

　パソコンなどの機器を有線接続し，信号のやり取りをする際に使われているプロトコル。一般的には，オフィスや家庭に LAN を構築し，機器間でインターネットなどのデータ通信を行うために用いられる。

シリアル通信（serial communication）

　データを送受信するための伝送路が1本，または2本。1クロック当り1ビットずつデータを順番に送受信する。コストが安い。

パラレル通信（parallel communication）

　複数の信号線を使いデータを同時に送受信するため，1クロック当り複数ビットの送受信が可能。シリアル通信より高コスト。

RS-232C（recommended standard 232 version C）

　シリアル通信の規格。パソコンに標準で搭載されていた。

IEEE 1394

　AV 機器やコンピュータを接続する高速シリアルバス規格。IEEE はアイトリプルイーと読む。

IEEE 802.11

　広く普及している無線 LAN 関連規格の一つ。

ファイアウォール（fire wall）

　ローカルネットワークとインターネットとの間に設置する「防火壁」。実際の扉ではなくソフトウェアである。外部からの不正アクセスや，内部から外部への不許可通信を遮断する。

IPsec（security architecture for internet protocol）

　ネットワーク上での安全な接続を設定するためのプロトコル。

WEP（wired equivalent privacy）

　Wi-Fi などの無線 LAN 通信の暗号化方式。IEEE 802.11 で規定されている。直訳すると「有線と同等のプライバシー」。

WPA（Wi-Fi protected access）

WEPでは容易に暗号を解読できることがわかり，新たなセキュリティプロトコルとしてWi-Fi AllianceがWPAを策定した。

WPA-PSK（Wi-Fi protected access pre-shared key）

WEPより強固な暗号化で，高いセキュリティ能力を持っている。アクセスポイント（親機）と端末（子機）間で暗号化キーが一致したときのみ無線通信が可能になる。

TLS（transport layer security）

通信データを暗号化しセキュリティを高めるプロトコル。

MACアドレス（media access control address）

ネットワーク機器を識別するために割り振られる固有のアドレス。あなたのパソコンやスマホにも固有のMACアドレスが割り当てられている。

MACアドレスフィルタリング（MAC address filtering）

あらかじめMACアドレスを登録した子機とのみデータ通信できるようにする機能。これにより，未登録の無線LAN子機からLANやインターネットへ接続されることを防止できる。

SSID（service set identifier）

スマホなどでWi-Fi接続するとき「接続可能なネットワーク一覧」に表示される名前がSSIDである。Wi-Fi通信でネットワークを識別する名前。大文字・小文字を区別した最大32文字の半角英数字で表現される。

SSIDステルス（SSID stealth）

SSIDを見えなくして「接続可能なネットワーク一覧」に出てこないようにする。SSIDを知らない人は接続できない。

【ネットワークトポロジー】

ネットワークトポロジー（network topology）

ネットワーク上にコンピュータや制御機器，端末機器がどのような形態で接

続されるかを表す用語。

バス型（bus topology）

すべての機器が中央の1本の線に接続する形態。構成が簡単だが，中央の線が1箇所でも断線すると，ネットワーク全体が影響を受ける（**図8.2**参照）。

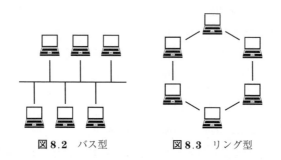

図8.2 バス型　　図8.3 リング型

リング型（ring topology）

機器を1本の環状のケーブルに接続する方式（**図8.3**参照）。

スター型（star topology）

ハブやスイッチ，ルータなどを中心に置き，そこから複数の機器へ接続する形態。バス型やリング型と異なり，1箇所で障害が発生しても他への影響を最小限に抑えることができる。ただし，中央の機器で障害があると，ネットワーク全体が影響を受ける（**図8.4**参照）。

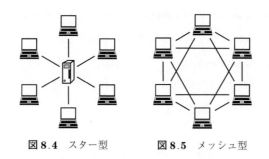

図8.4 スター型　　図8.5 メッシュ型

メッシュ型（mesh topology）

複数の機器が相互に直接接続されるネットワーク形態。それぞれの機器間に複数の通信経路が確立される（**図8.5**参照）。

ピアツーピア型（P2P, peer to peer topology）
サーバを介さずに端末どうしで直接データのやり取りを行う通信方式。

【ファイルフォーマット，さまざまな規格】

DICOM（digital imaging and communications in medicine）
CT や MRI などの医用画像フォーマット，医用画像機器間で用いる通信プロトコルについて定義する，医用画像の国際標準規格。

PACS（picture archiving and communication system）
CT，MRI などの画像撮影装置から受信した画像データを保管，閲覧，管理する医療用画像管理システム。

HL7（health level seven）
医療情報システム間の ISO-OSI 第 7 層アプリケーション層。医療情報のうち文字情報に関する規格（医用画像データの規格は DICOM）。

RIS（radiology information system）
放射線科に特化した情報管理のシステム。検査の予約状況を管理したり，検査情報を集約して患者情報とともに出力できる。

HIS（hospital information system）
RIS は放射線科の業務に特化しているが，HIS は病院内全般の情報管理をする。会計システム，処置実施情報入力システムや電子診療録システムなども含む。

MFER（medical waveform format encoding rule）
医用波形標準化記述規約。心電図，脳波，呼吸波形など医用波形を相互利用するための標準規約。

ASCII（American Standard Code for Information Interchange）
米国における情報通信用の文字コード。

【パソコンで使う画像・動画フォーマット】

RGB（red, green, blue）

　光の三原色。ディスプレイなどを発光させて表示する方式。red, green, blue の三光源で構成され，この三つの光を重ねると白色になる。

VGA（video graphics array）

　アナログ信号を使用する映像信号規格の一つ。ビデオチップが生成するアナログ信号をモニタに送信するために使用される。最大解像度は 2 048×1 152。

SVGA（super video graphics array）

　VGA の上位互換のビデオ規格の総称。VGA の各画面モードに加え，一つでも追加の画面モード（画素数や色数）があればすべて SVGA である。

可逆圧縮（lossless compression）

　圧縮とは元のデータのデータ量を小さくすること。小さくしたデータから元データを完全に再現できるのが可逆圧縮。テキストデータなどは元データを完全再現できなければ困るので可逆圧縮が用いられる。LZH，ZIP，CAB，画像圧縮形式の PNG，GIF が代表的。

非可逆圧縮（lossy compression）

　目視では確認できないような細かい部分や，聞き取れない音など，データの一部を省いたり変換したりして小さくすること。データを元に戻すことはできないかわりに可逆圧縮より大きな圧縮率を得られる。

【画像・動画・音声】

BMP（bitmap）

　画像ファイル形式。一般的にはデータは圧縮されない。

GIF（graphics interchange format）

　256 色以下の画像を扱うことができる可逆圧縮形式のファイルフォーマット。

JPEG, **JPG**（joint photographic experts group）

　静止画像の圧縮形式の一つ。写真などの自然画像の記録に向いている。BMPより容量が軽く，GIFよりも色数が多い。非可逆圧縮で画像保存時に圧縮率を選べる。

MPEG（moving picture experts group）

　動画・音声圧縮規格の総称。ディジタルビデオの保存やネット上での動画配信などに利用される。

MP3（MPEG-1 audio layer 3）

　MPEGが規定している音声圧縮技術の代表的規格。非可逆圧縮。

【コンピュータ部品，メモリ】

CPU（central processing unit）

　中央演算処理装置。コンピュータの頭脳。コンピュータへの命令はCPUで実行される。

MPU（micro processing unit）

　マイクロプロセッサ。CPUとほぼ同義語。

GPU（graphics processing unit）

　画像処理装置。画像を描写するために必要な計算を処理するもの。CPUでも計算可能だがGPUが役割分担することによりより速く，よりきれいに画像・映像を映すことができる。

ALU（arithmetic logic unit）

　論理演算と加算・減算を行う。CPU/MPUなどの一部として実装されている。

MMU（memory management unit）

　CPUからメインメモリへのアクセスを補助するもの。仮想メモリ（仮想記憶）の管理などを行う。

HDD（hard disk drive）

　ハードディスクドライブ。パソコンなどでデータを記録するためのストレージ。

SSD（solid state drive）

データを記録するストレージ。HDD に比べて桁違いに高速。

RAID（redundant arrays of inexpensive disks）

直訳すると「冗長性のある安価なディスクの配列」。複数のドライブを組み合わせて，仮想的な一つのドライブとして運用し，信頼性や性能を向上させる技術。

NAS（network attached storage）

ネットワーク（LAN）上に直接接続するハードディスク。ファイルサーバとしての機能が組み込まれている。

MIPS（million instructions per second，ミップス）

コンピュータの処理速度を表す単位で，1 MIPS は「1 秒間に 100 万個の命令を実行できる」ことを表す。

RAM（random access memory）

自由（ランダム）に読み書き（アクセス）ができる記憶領域（メモリ）。おもにパソコンやスマホに搭載されている作業用のメインメモリを指す。

VRAM（video RAM）

映像をモニタ出力することに特化したパーツ（GPU）に搭載されているメモリ。

DRAM（dynamic RAM）

RAM の一種。構造が単純で，比較的安い価格で大容量な製品を製造できるため，パソコンのメインメモリなどに広く使われる。

SRAM（static RAM）

DRAM と異なり，リフレッシュ動作を行わなくても通電中はデータを消失しない。また，DRAM よりアクセス速度が速く消費電力が少ない。このため，CPU などのキャッシュメモリには SRAM が用いられる。

キャッシュメモリ（cache memory）

メインメモリにあるデータをあらかじめ移しておき，高速でのデータアクセスを可能にするメモリのこと。CPU の動作周波数（クロック周波数）が高くなると，CPU とメインメモリとの処理速度に大きな差が生じて，待ち状態が発生するようになる。キャッシュメモリにデータを移しておくことにより，つ

ぎに同じメインメモリにアクセスするときに，キャッシュメモリにアクセスして高速な処理が可能になる。

ROM（read only memory）

読出し専用で書込み（保存）ができない記憶装置。しかし，スマホではデータの保存領域（つまり書込み可能領域）の意味として使われている。

EPROM（erasable programmable ROM）

半導体メモリの一種で，利用者が書込み・消去可能な ROM である。電源を切っても記憶内容が保持される不揮発性メモリの一種でもある。

マスク ROM（mask ROM）

製造時に書き込まれたデータを書き換えることができない ROM のこと。元々 ROM は書換え不可だが，書換え可能な ROM が増えてきたため，それらと区別する場合にマスク ROM と呼ぶ。

フラッシュメモリ（flash memory）

データの読み書きが行える記憶媒体の一種。不揮発性メモリである。USB メモリとしておなじみ。

【コンピュータと人間のインタフェース】

CUI（character user interface）

キーボードを使った文字ベースのコマンドで，コンピュータと対話しながら操作する方式。

GUI（graphical user interface）

マウスなどを用いて，コンピュータへの命令を視覚的に捉えることができるインタフェース。

【通　　　　　信】

HDMI（high-definition multimedia interface，高精細度マルチメディアインタ

フェース）

映像・音声・制御信号を 1 本のケーブルにまとめて送ることができるインタフェースの規格。

IrDA（infrared data association）

赤外線による光無線データ通信を規格化している団体名，またその規格そのものの名称。

SSL（secure sockets layer）

Web サイトとブラウザ間（または 2 台のサーバ間）で送信されるデータを暗号化することで通信を保護する標準的な技術。

HTTP（hyper text transfer protocol）

Web ページを環境によらず表示するための通信規格。

HTTPS（hyper text transfer protocol secure）

SSL によってセキュリティを高めた http。通信経路での第三者による情報の盗聴や改ざんのリスクを低減できる。

HTML（hyper text markup language）

文章の構成や役割を示すマークアップ言語。

【情報セキュリティ】

機密性（confidentiality）

データに対するアクセス権限を設定し，許可された人だけが対象情報にアクセスできる状態にすること。

完全性（integrity）

データをすべてそろっている正確な状態で維持すること。

可用性（availability）

障害などで停止させることなく，システムを継続して稼働できる能力のこと。

【ディスプレイ】

CRTディスプレイ（cathode ray tube display）
　CRT（ブラウン管）を利用したディスプレイ装置のこと。昔のテレビ。

LEDディスプレイ（light emitting diode display）
　LEDは日本語では発光ダイオード。

液晶ディスプレイ（LCD, liquid crystal display）
　バックライトが発する光を，偏光フィルタ・カラーフィルタ・液晶を通過することで，色付きの光として出力する。

プラズマディスプレイ（plasma display）
　放電による発光を利用した表示素子。

ELディスプレイ（electroluminescent display）
　電圧をかけると発光するエレクトロルミネセンス現象を利用した表示装置。

【アンテナ】

ダイポールアンテナ（dipole antenna）
　ケーブルの先（給電点）に2本の直線状の導線（エレメント）を左右対称に付けたアンテナ（**図8.6**参照）。

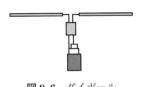
図8.6　ダイポールアンテナ

図8.7　ロッドアンテナ

ロッドアンテナ（rod antenna）
　伸縮可能な棒状のアンテナ（**図8.7**参照）。

チップアンテナ（chip antenna）

チップ内にパターン形成したアンテナで，基板に実装できる。

ダイバーシティアンテナ（diversity antenna）

上の三つのようなアンテナの形のことではない。無線信号を複数のアンテナで受信し，電波状況の良いアンテナで受信した信号を利用する技術のこと。

【そ の 他】

SaaS（software as a service）

「サービスとしてのソフトウェア」を意味するクラウドサービスの一種。クラウドサービス事業者がソフトウェアを稼働し，インターネット経由でユーザがアクセスすることによって利用できる仕組み。利用契約をすればすぐに使用でき，費用は利用料金として月額または年額などで支払う。

PaaS（platform as a service）

「サービスとしてのプラットフォーム」。インターネット経由で特定のソフトウェアを動作させるためのプラットフォームを提供するサービス。

IaaS（infrastructure as a service）

「サービスとしてのインフラストラクチャ」。システムの稼働に不可欠なサーバやネットワークなどのインフラをインターネット経由で提供するサービス。

【過去のものとなりつつある技術】

ISDN（integrated services digital network）

通常の電話線を使ったディジタル回線。音声データをディジタル変換して電話線で送受信する方式。音声通話とインターネット接続を同時に行うことが可能。2024年1月以降は利用できなくなった。

ADSL（asymmetric digital subscriber line）

ISDNがディジタル回線を使用するのに対し，ADSLはアナログ回線を使用。

音声通話で使用する低周波帯域ではなく，高周波帯域を使うことで，電話とインターネット接続を同時に使うことができる．

以上，これらの用語がどのような形で出題されるか．以下の例題を見て確認してみよう．

例題8.1 データ通信に関連した用語や略語の説明として適切でないものはどれか．
（1） ISDN：高速で通信できるアナログ通信網を統合的に提供するシステム
（2） ADSL：電話線に使われる銅線で高速ディジタル通信を可能にする技術
（3） MODEM：電話回線などのアナログ回線を用いたデータ通信に利用する機器
（4） ハブ：LAN などのネットワーク上でケーブルを分岐・通計するための機器
（5） ルータ：ネットワーク上に接続されている機器間のデータ転送を仲介する機器

解答 （1）
通常の電話線を使ったディジタル回線．アナログ通信網ではない．現在は使われていない． ◆

例題8.2 コンピュータの補助記憶装置について誤っているのはどれか．
（1） RAID によるハードディスクのミラーリングは信頼性を低下させる．
（2） アクセス時間を短縮するためにキャッシュメモリが用いられる．
（3） BD（blu-ray disc）の容量は約 25 GB/層である．
（4） USB フラッシュメモリは EEPROM の一種である．
（5） SSD はハードディスクをフラッシュメモリで置き換えたものである．

解答 （1）
（1） 信頼性を低下させるのではなく向上させる． ◆

8. いろいろな用語

例題8.3 コンピュータセキュリティに対する脅威で，ゼロデイ（zero-day）攻撃の説明はどれか．

（1） コンピュータに保存してあるファイルを暗号化し，復元の見返りとして身代金を要求する．

（2） 本物のサイトに偽装したWebサイトにメールなどで誘導し，アカウント情報やクレジット番号などの個人情報を詐取する．

（3） 攻撃対象がよく利用するWebサイトを改ざんし，アクセスした際にウイルスを感染させる．

（4） 極めて多量のアクセスを集中させて，相手のシステムを正常に稼働できない状態に陥らせる．

（5） ソフトウェアの脆弱性が見つかってから，その対策が行われるまでの間に，脆弱性を利用して攻撃を行う．

解答 （5）
（1） ランサムウェア （2） フィッシング （3） 水飲み場型攻撃
（4） DoS攻撃 ◆

例題8.4 医療ガス配管端末器の誤接続防止を目的とした設計手法はどれか．

（1） 冗長化 （2） 多重化 （3） フェイルセーフ
（4） フールプルーフ （5） モジュール化

解答 （4） ◆

例題8.5 オペレーティングシステムでないのはどれか．
（1） Linux （2） Excel （3） UNIX （4） Android
（5） Windows 7

解答 （2）
Excelは表計算ソフト． ◆

例題8.6 コンピュータの補助記憶装置について誤っているのはどれか．

例　　　　題　　71

（1）　USB メモリはフラッシュメモリである。
（2）　1 層当りの容量は，BD（blu-ray disk）は DVD の 5 倍以上である。
（3）　RAID はデータ圧縮技術を基本としている。
（4）　NAS はネットワークに直接接続して使用する。
（5）　磁気テープは大量データの長期保存に使われる。

解 答　　（3）

例題8.7　　ソフトウェアについて正しいのはどれか。
（1）　組込みソフトウェアは電気機器に内蔵される。
（2）　ミドルウェアはハードウェアを管理・制御する。
（3）　応用ソフトウェアは OS とアプリケーションを仲介する。
（4）　DBMS（data base management system）は入出力機器を制御する。
（5）　OS はデータベースを管理する。

解 答　　（1）
（1）　例えば炊飯器，電子レンジなどに内蔵されている。
（2）　ミドルウェアとは，OS とアプリケーションの間でデータの受渡しなどをするソフトウェア。
（3）　応用ソフトウェアとはいわゆるアプリケーションソフトのこと。OS とアプリケーションを仲介するのはミドルウェア。
（4）　DBMS（data base management system），訳すとデータベース管理システム。仕事は入出力機器の制御ではなくデータベースの管理。
（5）　OS ではなく DBMS の仕事。

例題8.8　　マルウェアの説明で正しいのはどれか。
（1）　コンピュータウイルスの侵入を防ぐためのソフトウェアである。
（2）　不正アクセスを防止するためのソフトウェアである。
（3）　システムに侵入し悪意ある活動をするソフトウェアである。
（4）　ユーザ評価の低いソフトウェアである。
（5）　システムの利用ログを記録するソフトウェアである。

解 答　　（3）

付　　　録

（注）　AM，PM は，それぞれ午前問題，午後問題を表している。

A.　第 2 種 ME 技術実力検定試験

A.1　問　　　題

第 25 回（2003 年）

【AM 24】　転送する映像の画面が 64×64 画素，色数が 65 536（16 bit），1 秒間に 16 フレームを送信して受信側で動画として見えるようにしたい。このとき必要な通信速度は何 bps（bit/s）か。ただし，画像データは圧縮せず，制御用の信号などは考えないものとする。
（1）2^{18}　（2）2^{20}　（3）2^{22}　（4）2^{24}　（5）2^{26}

【AM 25】　データ通信に関連した用語や略語の説明として適切でないものはどれか。
（1）　ISDN：高速で通信できるアナログ通信網を統合的に提供するシステム
（2）　ADSL：電話線に使われる銅線で高速ディジタル通信を可能にする技術
（3）　MODEM：電話回線などのアナログ回線を用いたデータ通信に利用する機器
（4）　ハブ：LAN などのネットワーク上でケーブルを分岐・通計するための機器
（5）　ルータ：ネットワーク上に接続されている機器間のデータ転送を仲介する機器

【AM 38】　周波数成分 0.1〜100 Hz の生体信号を A/D 変換して処理したい。理論上何 Hz 以上の周波数でサンプリングしなければならないか。
（1）　0.2　（2）　2　（3）　50　（4）　100　（5）　200

【AM 39】　記憶素子（メモリ）について誤っているものはどれか。
（1）　RAM は読み書き可能なメモリである。
（2）　キャッシュメモリはデータをやり取りする二つのデバイス間の速度差を緩衝する役目がある。
（3）　フラッシュメモリは電源を切るとデータが消える。

（4） ビデオメモリはディスプレイに表示されるイメージを格納するメモリである。
（5） メモリの容量は普通バイト単位で表示される。

第26回（2004年）

【AM 28】 ある信号を256回の加算回数で平均加算処理した。S/Nの改善は何dBか。ただし，2倍は6dBとする。
（1） 12　（2） 18　（3） 24　（4） 32　（5） 36

【AM 33】 データ通信について誤っているものはどれか。
（1） ISDNはアナログ通信に適した通信路である。
（2） LANの通信方式の一つにイーサネットがある。
（3） TCP/IPはインターネットで採用されている通信プロトコルである。
（4） ADSLは銅線の回線を利用して高速データ通信を可能にする通信方式である。
（5） DICOMはディジタル医用画像処理規格の1つである。

【AM 35】 最高周波数200 Hzの生体信号をA/D変換するのに，理論上超える必要のある最低サンプリング周波数は何Hzか。
（1） 100　（2） 200　（3） 300　（4） 400　（5） 500

【AM 36】 縦横256×256画素の白黒画像を濃淡16階調で量子化し，保存するのに必要なメモリは何kバイトになるか。ただし，$2^{10}=1k$とする。
（1） 64　（2） 128　（3） 256　（4） 512　（5） 1 024

【PM 49】 図はA/D変換器を内蔵した除細動器の出力エネルギー測定装置の基本構成である。測定結果を表示するために，Xの部分ではどのような演算をしているか。
（1） 微分演算　（2） 積分演算　（3） 加算平均
（4） ラプラス変換　（5） フーリエ変換

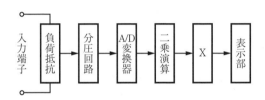

【PM 58】 100日に1回故障するが，1日で修理できる機器がある。この機器を並列

で2台使用すると，どちらも故障して使えないのは，理論的にはおよそ何年に1回となるか。
（1） 1年　（2） 3年　（3） 10年　（4） 27年　（5） 100年

第27回（2005年）

【AM 31】 フルスケール5Vの信号を8ビットでAD変換すると最小分解能（量子化精度）は約何mVか。
（1） 5　（2） 10　（3） 20　（4） 30　（5） 45

【AM 32】 サンプリング周波数40kHz，1データを8ビットでディジタル化された信号を10分間保存するには最低何Mバイトのメモリが必要か。
（1） 24　（2） 196　（3） 246　（4） 1 960　（5） 2 460

【AM 33】 0.5〜40Hzの周波数成分を含む生体信号をAD変換したい。次の中で原波形を理論的に再現できる最も低いサンプリング周波数は何Hzか。
（1） 30　（2） 60　（3） 100　（4） 200　（5） 400

【AM 34】 4 096色を表示する携帯電話の画面がある。この画面は赤，緑，青の3原色が各々何ビットの階調で表現されているか。
（1） 2　（2） 4　（3） 8　（4） 12　（5） 16

【AM 35】 図は2次元バーコードの例である。2次元バーコードの一般的な特徴について誤っているのはどれか。
（1） データ容量は英数字で50字程度である。
（2） 英数字以外にもカナや漢字も表現できる。
（3） 全方向の読み取りが可能である。
（4） 1次元バーコードと比較し，情報量が大きい。
（5） 汚れによるエラーの訂正機能がある。

【PM 33】 最大随意収縮時の電位変化が900µVppの筋電図信号を100倍に増幅してCRT画面で観察するとき，ほぼ画面一杯に筋電図が現れるようにするには，1目盛（1 DIV）の感度を何mVにすればよいか。ただし，CRT画面は10×10目盛で構成される。
（1） 0.1　（2） 1　（3） 10　（4） 100　（5） 1 000

【PM 57】 1台の人工呼吸器を2人の医療従事者がそれぞれ点検リストに従って作業点検を行った。この点検行為の信頼度はいくらか。ただし，医療従事者の信頼度はそれぞれ0.9とする。

（1） 1.80　　（2） 1.35　　（3） 0.99　　（4） 0.90　　（5） 0.81

第 28 回（2006 年）

【AM 27】　データ通信に関連した用語や略語の説明として適切でないのはどれか。
（1）　RS-232C：主にコンピュータと周辺機器でシリアル伝送する規格である。
（2）　GP-IB：計測制御機器の接続に多く用いられるバス（データ伝送路）規格の一つである。
（3）　LAN：同じ建物内などの限られた領域で，コンピュータや周辺機器をEthernetなどで接続したネットワークである。
（4）　USB：コンピュータと周辺機器を接続し，シリアル伝送する規格である。
（5）　DICOM：医用テレメータなどの無線通信規格で，心電図などの生体信号を伝送するために用いられている。

【AM 28】　最高周波数成分が 50 Hz である生体信号を A/D 変換するのに理論上必要となる最長サンプリング周期〔秒〕はどれか。
（1） 0.01　　（2） 0.04　　（3） 0.1　　（4） 25　　（5） 100

【AM 29】　フローチャートに用いられる図形で「判断」を表すのはどれか。

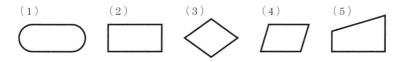

【AM 30】　自分のホームページで公開しても著作権法に抵触しないのはどれか。
（1）　海賊版のソフトウエアを用いて作った自分の作品
（2）　友人の作った文章の一部を書き直した自分の作品
（3）　源氏物語（原文）の自分の好きな文章
（4）　公開されているホームページのコピー
（5）　放送されたモーツァルトの曲のオーディオ信号ファイル

【AM 31】　次の論理式で誤っているのはどれか。ただし，$A+B$ は A と B の論理和，$A \cdot B$ は A と B の論理積，$\overline{A}$ は A の論理否定を表す。
（1）　$\overline{A+B} = \overline{A} \cdot \overline{B}$　　（2）　$A + \overline{B} = \overline{A} \cdot B$　　（3）　$A + \overline{A} = 1$
（4）　$\overline{A \cdot B} = \overline{A} + \overline{B}$　　（5）　$A + A \cdot B = A$

【PM 53】　図はある ME 機器の使用期間と故障期間を示している。この ME 機器の定常アベイラビリティはいくらか。
（1） 0.1　　（2） 0.3　　（3） 0.6　　（4） 0.9　　（5） 1.2

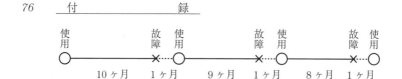

第 29 回（2007 年）

【AM 35】 データの保存やデータ通信プロトコル（通信手順などの約束事）について誤っているのはどれか。
 (1) HTTP：Web ページの閲覧に用いられるプロトコル
 (2) TCP/IP：インターネットで使われている基本的プロトコル
 (3) DICOM：医療用ディジタル画像に関するフォーマット
 (4) SSL：電子メールの送信用プロトコル
 (5) FTP：ファイル転送に用いられるプロトコル

【AM 36】 NAND（正論理）ゲートと等価な回路はどれか。ただし，—▷○— は論理否定ゲート，—⫈— は論理積ゲート，—⫐— は論理和ゲートを表す。

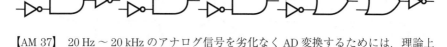

【AM 37】 20 Hz〜20 kHz のアナログ信号を劣化なく AD 変換するためには，理論上超える必要のある最低のサンプリング周波数は何 Hz か。
 (1) 40　(2) 200　(3) 20 000　(4) 40 000　(5) 200 000

【AM 38】 1 画素当たり濃淡で 8 ビット，色信号として 4 ビットを用いる 500 万画素のディジタルカメラの画像情報を 1 枚記憶するのに必要な記憶容量は，最低何バイトか。ただし，制御信号などは無視する。
 (1) 7.5×10^4　(2) 2.1×10^5　(3) 7.5×10^6　(4) 2.1×10^7
 (5) 7.5×10^8

【AM 39】 ネットワークの利用と設備の組み合わせで適切なのはどれか。
 (1) リピータ：異なるネットワーク内の中継を行う。
 (2) ルータ：同じネットワーク内の中継を行う。
 (3) アクセスポイント：パソコンを ISDN 回線に中継する。
 (4) モデム：パソコンを電話回線と接続する。
 (5) ターミナルアダプタ：パソコンなどの無線端末をネットワークに接続する。

第 30 回（2008 年）

【AM 26】 誤っている組合せはどれか。
　　　（1） ファイル形式 – IPv6　　（2） 解像度 – dpi
　　　（3） カラー表示 – RGB　　（4） 写真 – JPEG　　（5） 画素 – Pixel

【AM 27】 AD 変換に直接関係がないのはどれか。
　　　（1） スムージング（平滑化）　（2） 量子化　（3） ナイキスト周波数
　　　（4） サンプリング（標本化）　（5） 折り返し雑音（エイリアシング）

【AM 28】 変調方式について誤っている組合せはどれか。
　　　（1） PWM – パルス振幅変調　　（2） PCM – パルス符号変調
　　　（3） AM – 振幅変調　　（4） PM – 位相変調　　（5） FM – 周波数変調

【AM 30】 CPU が記憶装置から同量のデータを読み込むとき，速い順に並んでいるのはどれか。
　　　（1） キャッシュメモリ＞HD＞RAM　　（2） キャッシュメモリ＞RAM＞HD
　　　（3） HD＞RAM＞キャッシュメモリ　　（4） HD＞キャッシュメモリ＞RAM
　　　（5） RAM＞HD＞キャッシュメモリ

【AM 33】 次の論理式で誤っているのはどれか。
　　　（1） $A \cdot (B+C) = A \cdot B + A \cdot C$　（2） $A + A \cdot B = A$　（3） $A + \overline{A} = 1$
　　　（4） $\overline{A \cdot B} = \overline{A} + \overline{B}$　（5） $A + \overline{B} = \overline{A} \cdot B$

【AM 37】 無線 LAN について誤っているのはどれか。
　　　（1） 電子レンジと同じ 2.4 GHz 帯のマイクロ波が使われている。
　　　（2） 暗号化機能により通信内容の傍受や不正接続が防止できる。
　　　（3） アクセスポイント側で特定のステーション（パソコンなど）だけ接続できるように設定することができる。
　　　（4） ステーションが移動したとき，最寄りのアクセスポイントに自動的に接続する機能をローミングという。
　　　（5） アクセスポイントを設置するには免許を取る必要がある。

第 31 回（2009 年）

【AM 36】 図の論理回路の出力 Z として，表中で正しいのはどれか。

X	Y	Z				
		(1)	(2)	(3)	(4)	(5)
0	0	0	1	0	0	1
0	1	1	1	1	0	0
1	0	1	0	1	1	0
1	1	1	1	0	0	1

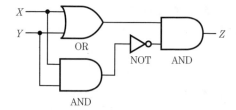

【AM 37】 パソコンの画面表示に直接関係がないのはどれか。
　　　（1） ASCII　（2） JPEG　（3） RGB　（4） VRAM　（5） SVGA

【AM 38】 データベースについて誤っているのはどれか。
　　　（1） 大量のデータを効率よく蓄積することができる。
　　　（2） オペレーションシステムの一部である。
　　　（3） リレーショナル型が一般的である。
　　　（4） インターネットの検索エンジンに応用されている。
　　　（5） 電子カルテに利用されている。

【AM 39】 コンピュータネットワークを構成するハードウエアでないものはどれか。
　　　（1） ハブ　（2） ルータ　（3） パケット
　　　（4） イーサネットカード　（5） モデム

【AM 40】 USB メモリの利用について誤っているのはどれか。
　　　（1） コンピュータウイルスの媒体として危険性が高い。
　　　（2） 医療機関での使用前に最新のウイルス定義ファイルで検疫しておく。
　　　（3） 内容を暗号化しておくと紛失したときにも個人情報漏洩を防ぐ効果がある。
　　　（4） 指紋認証の機能を活用すると情報漏洩に対する安全性が高まる。
　　　（5） ウイルス検疫ソフトが病院の端末 PC にあれば自宅の PC には不要である。

【PM 20】 病院情報システムとして誤っている組合せはどれか。
　　　（1） MR 画像 - PACS によるオンライン化
　　　（2） 内視鏡画像 - DICOM 形式による電子化
　　　（3） CR（X 線）画像 - DICOM 形式による電子化
　　　（4） 心電図 - HTML 形式による電子化
　　　（5） 患者カルテデータ - SQL による電子化

第32回（2010年）

【AM 36】次の論理式で誤っているのはどれか。
（1） $A \cdot B + A \cdot \overline{B} = A$　（2） $A \cdot (A+B) = A$　（3） $A + \overline{A} \cdot B = \overline{A} + B$
（4） $\overline{A+B} = \overline{A} \cdot \overline{B}$　（5） $A \cdot (B+C) = A \cdot B + A \cdot C$

【AM 37】変調方式である PAM は信号に応じて搬送波の何を変化させるのか。
（1） 振幅　（2） 周波数　（3） 位相　（4） デューティー比
（5） 周期

【AM 38】0～10 V の入力信号を 8 ビットで量子化する AD 変換器がある。分解能はおよそ何 V か。
（1） 0.01　（2） 0.04　（3） 0.12　（4） 0.25　（5） 0.5

【AM 39】コンピュータセキュリティ対策であるファイアウォールの機能として正しいのはどれか。
（1） PC の起動時にパスワードを要求する。
（2） 送受信データを暗号化する。
（3） 複数のハードディスクに同じデータを保存する。
（4） 内部ネットワークと外部ネットワークとの不正通信を遮断する。
（5） コンピュータウイルスを検出，除去する。

【AM 40】画像の圧縮方式はどれか。
（1） SVGA　（2） MP3　（3） RGB　（4） JPEG　（5） PIXEL

第33回（2011年）

【AM 35】論理式として $A \cdot (B+C)$ に等しいのはどれか。
（1） $A \cdot \overline{B} + A \cdot \overline{C}$　（2） $\overline{A} \cdot B + \overline{A} \cdot C$　（3） $(A+B) \cdot (A+C)$
（4） $A \cdot B + A \cdot C$　（5） $A + B \cdot C$

【AM 36】計算機の動作速度を表すのはどれか。
（1） dpi　（2） RGB　（3） FIFO　（4） VLSI　（5） MIPS

【AM 37】JPEG について誤っているのはどれか。
（1） ディジタル画像の圧縮方式である。
（2） 主に可逆圧縮に用いられる。
（3） 圧縮後のファイルには拡張子 ".jpg" や ".jpeg" をつける。
（4） 写真画像向きの圧縮方式である。
（5） 圧縮率を選択することができる。

【AM 38】 データ通信の伝送路でないのはどれか。
　（1）　同軸ケーブル　（2）　ツイストペアケーブル　（3）　光ケーブル
　（4）　無線　（5）　パケット

【AM 39】 生体電気信号を 500 µs 間隔でサンプリングした。復元できる周波数の理論的上限は何 Hz 未満か。
　（1）　100　（2）　200　（3）　500　（4）　1 000　（5）　2 000

【AM 40】 PACS（Picture Archiving and Communication System）について誤っているのはどれか。
　（1）　医用画像と通信の標準規格である。
　（2）　必要な医用画像を検索して表示する。
　（3）　フィルムレス運用を可能とする。
　（4）　画像撮影装置から受信したデータを保管する。
　（5）　ネットワークを通じて医用画像データをやり取りする。

第 34 回（2012 年）

【AM 35】 次の論理式で誤っているのはどれか。
　（1）　$A+1=1$　（2）　$A+\overline{A}=1$　（3）　$A \cdot \overline{A}=0$　（4）　$\overline{A+B}=\overline{A} \cdot \overline{B}$
　（5）　$A+A \cdot B=B$

【AM 36】 40〜2 000 Hz の周波数成分を含むアナログ信号を AD 変換したい。サンプリング周波数を設定するにあたり，理論上必要となる最低周波数は何 Hz か。
　（1）　80　（2）　400　（3）　800　（4）　4 000　（5）　8 000

【AM 37】 赤，緑，青の 3 原色で 4 096 色を表現するためには，それぞれの色に対して何ビット必要か。
　（1）　2　（2）　4　（3）　6　（4）　8　（5）　10

【AM 38】 コンピュータセキュリティについて誤っているのはどれか。
　（1）　ワクチンソフトには侵入したウイルスを駆除する機能がある。
　（2）　コンピュータウイルスに感染しても直ちに症状が出るとは限らない。
　（3）　「トロイの木馬」に感染すると攻撃者にパソコンを遠隔操作される恐れがある。
　（4）　ファイアウォールはコンピュータネットワークと外部との通信を制限する。
　（5）　スパイウェアとは不正アクセスを監視するものである。

【PM 54】 システムの異常によって生じる危険を自動的に最小化する設計概念はどれか。
（1） 冗長性設計　（2） 多重系設計　（3） ユニバーサルデザイン
（4） フェイルセーフ　（5） フールプルーフ

第 35 回（2013 年）

【AM 35】 NAND ゲートの入力を A, B, 出力を Y とするとき，下の真理値表で正しいのはどれか。

入力		出力 Y				
A	B	（1）	（2）	（3）	（4）	（5）
0	0	1	1	1	1	1
0	1	1	0	0	1	1
1	0	0	1	0	1	1
1	1	0	0	1	1	0

【AM 36】 1 枚が 1 440×1 080 画素で，各々の画素が 12 ビットであらわされる画像を通信速度 54 Mbps で伝送する。伝送に必要な時間は約何秒か。ただし，画像データは圧縮せず制御用の信号などは考えないものとする。
（1） 0.10　（2） 0.35　（3） 0.70　（4） 1.4　（5） 2.1

【AM 37】 入出力インタフェースでないのはどれか。
（1） RS-232C　（2） MDMI　（3） IEEE1394　（4） SerialATA
（5） HL7

【AM 38】 無線 LAN のセキュリティ機能の設定項目に関係ないのはどれか。
（1） WEP　（2） MAC アドレスフィルタリング
（3） SSID ステルス　（4） WPA-PSK　（5） TCP/IP

【AM 55】 図の回路の電圧増幅度は全体でいくらか。
（1） 2 倍　（2） 4 倍　（3） 100 倍　（4） 399 倍
（5） 10 000 倍

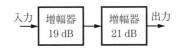

【AM 58】 機器 A と機器 B を用いて直列系のシステムを構成した。機器 A と機器 B の故障率をそれぞれ 2 回/10^4 時間，5 回/10^4 時間とすると，このシステムの故

障率（回/10^4 時間）はいくらか。
（1） 2　（2） 3.5　（3） 5　（4） 7　（5） 10

第 36 回（2014 年）

【AM 38】 コンピュータの補助記憶装置について誤っているのはどれか。
（1） RAID によるハードディスクのミラーリングは信頼性を低下させる。
（2） アクセス時間を短縮するためにキャッシュメモリが用いられる。
（3） BD（Blu-ray Disc）の容量は約 25 GB/層である。
（4） USB フラッシュメモリは EEPROM の一種である。
（5） SSD はハードディスクをフラッシュメモリで置き換えたものである。

【AM 39】 シリアル通信に関する規格でないのはどれか。
（1） USB　（2） IrDA　（3） GP-IB　（4） RS-232C
（5） IEEE1394

【AM 40】 ネットワークを経由した外部からの攻撃への備えとして誤っているのはどれか。
（1） ネットワークに接続しない。
（2） ログインパスワードを設定する。
（3） ディスクをミラーリング（冗長化）する。
（4） ファイアウォールを設ける。
（5） Web アドレスのドメインを確認する。

【PM 27】 次の組合せで誤っているのはどれか。
（1） HIS － 病院情報　　　　　　（2） DICOM － 医療会計情報
（3） HL7 － ヘルスケア情報　　　（4） RIS － 放射線検査情報
（5） PACS － 医用画像情報

【PM 28】 電子カルテの運用について誤っているのはどれか。
（1） パスワードは定期的に変える。
（2） カルテ閲覧後は速やかにログオフをする。
（3） 重要な診療情報は USB メモリにバックアップする。
（4） 印刷したカルテはシュレッダで廃棄する。
（5） 院内 LAN に個人パソコンを接続しない。

【PM 55】 1 台の人工呼吸器の定期点検項目を半分ずつに分担して 2 人で点検を行った。各人の点検行為の信頼度をそれぞれ 0.8 とすると，この定期点検全体の信頼度はいくらか。

（１） 0.40　（２） 0.64　（３） 0.80　（４） 0.96　（５） 1.60

第 37 回（2015 年）

【AM 35】 AD 変換について誤っているのはどれか。
（１） 不必要な周波数成分を除去するため，前処理としてフィルタをかける。
（２） サンプリングの後で量子化の処理を行う。
（３） サンプリング周波数は必要となる信号周波数の 2 倍より高くする。
（４） サンプリング周波数がナイキスト周波数より低いとエイリアシングが起こる。
（５） 12 ビットの量子化は 8 ビットの量子化に比べ量子化誤差が 1/4 になる。

【AM 36】 表示の原理として光の透過量を制御するのはどれか。
（１） LED ディスプレイ　　（２） 液晶ディスプレイ
（３） EL ディスプレイ　　（４） プラズマディスプレイ
（５） CRT ディスプレイ

【AM 37】 誤消去からデータを守る有効な方法はどれか。
（１） データの記録媒体をミラーリングする。
（２） データの記録媒体のバックアップを取る。
（３） データの記録媒体を SSD にする。
（４） データにファイアウォール経由でアクセスする。
（５） データのアクセス権を誰でも読めるように設定する。

【AM 38】 マルウェアでないのはどれか。
（１） ワーム　　（２） ウイルス　　（３） スパイウェア
（４） トロイの木馬　　（５） スパムメール

【PM 27】 画像診断装置の性能評価や感度較正（校正）に用いられる，樹脂・金属等で作られた摸擬人体を何というか。
（１） ダミー（dummy）　　（２） ゴースト（ghost）
（３） ファントム（phantom）　　（４） マヌカン（mannequin）
（５） キャダバ（cadaver）

【PM 56】 図のような構成の場合，システム全体の信頼度はいくらか。ただし，各部の信頼度はそれぞれ 0.9 とする。

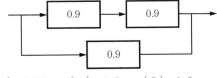

（１） 0.64　（２） 0.81　（３） 0.98　（４） 1.0　（５） 1.8

第 38 回（2016 年）

【AM 29】 2 進数 11000101 を 16 進数で表したのはどれか。
　　　　　（1） 3C　　（2） 67　　（3） 9A　　（4） C5　　（5） F1

【AM 30】 通信の暗号化に関係ないのはどれか。
　　　　　（1）　IPsec（Security Architecture for Internet Protocol）
　　　　　（2）　WPA（Wi-Fi Protected Access）
　　　　　（3）　Fire Wall
　　　　　（4）　TLS（Transport Layer Security）
　　　　　（5）　WEP（Wired Equivalent Privacy）

【AM 31】 100 MIPS の性能があるコンピュータの平均命令実行時間はいくらか。
　　　　　（1） 1 ns　　（2） 10 ns　　（3） 100 ns　　（4） 1 μs　　（5） 10 μs

【AM 32】 赤，緑，青の 3 原色の組合せで 1 677 万色（16 777 216 色）を表現する。各原色の階調表現に同じビット数を割り当てるとき，それぞれ何ビットになるか。
　　　　　（1） 4　　（2） 8　　（3） 12　　（4） 24　　（5） 36

【PM 59】 誤った操作をできないようにする安全対策はどれか。
　　　　　（1）　フェイルセーフ　　（2）　フールプルーフ　　（3）　多重化
　　　　　（4）　モジュール化　　（5）　冗長化

第 39 回（2017 年）

【AM 34】 ゲノムの塩基配列を A，C，G，T の 4 種類で表すとする。塩基 5 個の配列で表現される情報を保存するためには最低何ビット必要か。
　　　　　（1） 4　　（2） 5　　（3） 8　　（4） 10　　（5） 20

【AM 35】 論理式 $A \oplus B$ の真理値表として正しいのはどれか。ただし，1 を真とする。

入力		\multicolumn{5}{c}{$A \oplus B$}				
A	B	（1）	（2）	（3）	（4）	（5）
0	0	0	0	1	1	1
0	1	1	1	0	0	1
1	0	1	1	0	1	1
1	1	0	1	1	1	0

【AM 36】 帯域が 1 kHz で電圧範囲が 0〜10 V の信号を 10 mV の分解能で AD 変換し，リアルタイムで伝送するために最低限必要な伝送速度〔kbps〕はいくらか。

(1) 1　(2) 5　(3) 10　(4) 20　(5) 100

【AM 37】タッチパネルの表面に電界が形成され，タッチした部分の表面電荷の変化を捉えて位置を検出する方式はどれか。
(1) 表面弾性波方式　(2) 静電容量方式　(3) 抵抗膜方式
(4) マトリックススイッチ方式　(5) 電磁誘導方式

【AM 45】図のような電圧増幅器を内蔵する医療機器に 1 mV を入力したときの出力の振幅〔V〕はどれか。
(1) 0.02　(2) 0.04　(3) 0.1　(4) 0.3　(5) 10

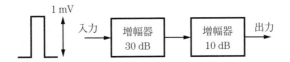

【PM 59】事故や故障を未然に防ぐために原因，発生頻度，影響，重要度，検知の難易度，対策などを表形式にまとめて解析する安全対策はどれか。
(1) RCA（根本原因解析）　(2) FTA（故障の樹解析）
(3) ETA（事象の樹解析）　(4) FMEA（故障モード効果解析）
(5) KYT（危険予知トレーニング）

第 40 回（2018 年）

【AM 35】図の回路で真理値表で示す入出力を得るために，図のアに入れるべき回路はどれか。
(1) XOR 回路　(2) OR 回路　(3) AND 回路　(4) NOR 回路
(5) NAND 回路

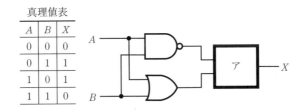

【AM 36】 図のフローチャートで計算終了時のX[1]の値はどれか。ただし，X[N]は配列変数を意味し，Nの値によって別の変数として扱う。
（1） 0
（2） 1
（3） 2
（4） 3
（5） 4

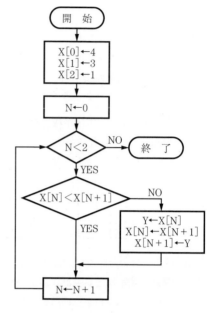

【AM 37】 データ圧縮において可逆圧縮に限られるのはどれか。
（1） GIF　（2） JPEG　（3） MP3　（4） MPEG4　（5） ZIP

【AM 38】 ファイルを勝手に暗号化したり，システムを起動できなくしたりして，復元するための身代金を要求するマルウェアはどれか。
（1） スパイウェア　（2） ボット　（3） ランサムウェア
（4） スパムメール　（5） キーロガー

【PM 19】 大規模地震災害の影響を最も受けにくい通信手段はどれか。
（1） PHS　（2） スマートフォン　（3） インターネット電話
（4） 衛星電話　（5） 固定電話

【PM 58】 人工透析装置のコンソールの主電源が図のように保護カバーを開けないと押せないようになっていた。このような安全対策を何というか。
（1） 冗長化
（2） 多重化
（3） フールプルーフ

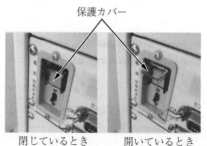

（4） フェイルセーフ　　（5） フェイルソフト

第41回（2019年）

【AM 35】 図のようなNANDゲートで構成された回路の出力Yを表す論理式はどれか。

（1）　$A+B$
（2）　$A \cdot B$
（3）　$\overline{A} \cdot \overline{B}$
（4）　$A \oplus B$
（5）　$\overline{A \oplus B}$

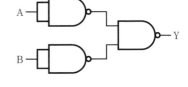

【AM 36】 情報用語の"IOT"はどれか。

（1）　Internet of Things　　（2）　Information of Technology
（3）　Interface of The devices　　（4）　Introduction of Thesis
（5）　Instant of Time

【AM 37】 差出人を偽装した電子メールを送って不正なウェブサイトに誘導するなどして，インターネットユーザからアカウント情報やクレジット番号などの個人情報を詐取する行為をなんと呼ぶか。

（1）　フィッシング　　（2）　スパイウェア　　（3）　ランサムウェア
（4）　DOS攻撃　　（5）　標的型攻撃

【PM 59】 図のように信頼度が異なる要素を並列に構成した場合，システム全体の信頼度はいくらか。

（1）　0.32　　（2）　0.45　　（3）　0.55
（4）　0.70　　（5）　0.95

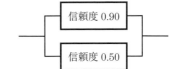

第42回（2021年）

【AM 19】 英字Hのアスキーコード（ASCII）は16進数で表すと48である。英字Mのコードを16進数で表したのはどれか。

（1）　4C　　（2）　4D　　（3）　53　　（4）　5D　　（5）　77

【PM 18】 正しい組合せはどれか。

（1）　PM－パルス幅変調　　（2）　PAM－パルス位相変調
（3）　PCM－パルス符号変調　　（4）　PSK－パルス位置変調
（5）　PWM－パルス振幅変調

【PM 19】 下の真理値表のXを表す論理式はどれか。

（1） $\overline{A}\cdot\overline{B}\cdot\overline{C}$
（2） $A+\overline{B}+C$
（3） $A\cdot\overline{B}\cdot C$
（4） $\overline{A}+B+\overline{C}$
（5） $\overline{A}\cdot B\cdot\overline{C}$

A	B	C	X
0	0	0	0
0	0	1	0
0	1	0	0
0	1	1	0
1	0	0	0
1	0	1	1
1	1	0	0
1	1	1	0

【PM 58】 図のように稼働と修理を繰り返した機器のアベイラビリティはどれか。
（1） 1/4　（2） 1/3　（3） 1/2　（4） 2/3　（5） 3/4

| 稼働 40日 | 修理 30日 | 稼働 60日 | 修理 10日 | 稼働 20日 |

第43回（2022年）

【AM 17】 16進数の加算で，図の□にあてはまるのはどれか。

```
    F C
 +  B 9
 ─────
  1 □ 5
```

（1） 6
（2） 7
（3） A
（4） B
（5） C

【AM 18】 コンピュータセキュリティに対する脅威で，ゼロデイ（zero-day）攻撃の説明はどれか。
（1） コンピュータに保存してあるファイルを暗号化し，復元の見返りとして身代金を要求する。
（2） 本物のサイトに偽装したWebサイトにメール等で誘導し，アカウント情報やクレジット番号などの個人情報を詐取する。
（3） 攻撃対象がよく利用するWebサイトを改ざんし，アクセスした際にウイルスを感染させる。
（4） 極めて多量のアクセスを集中させて，相手のシステムを正常に稼働できない状態に陥らせる。

（5） ソフトウェアの脆弱性が見つかってから，その対策が行われるまでの間に，脆弱性を利用して攻撃を行う。

【PM 18】 $(A \text{ or } B) \text{ and } C$ と $A \text{ or } (B \text{ and } C)$ の演算結果が異なる組合せはどれか。ただし or を論理和，and を論理積とする。
（1） $A=1$, $B=0$, $C=1$　（2） $A=1$, $B=0$, $C=0$
（3） $A=0$, $B=1$, $C=1$　（4） $A=0$, $B=1$, $C=0$
（5） $A=0$, $B=0$, $C=1$

【PM 59】 医療ガス配管端末器の誤接続防止を目的とした設計手法はどれか。
（1） 冗長化　（2） 多重化　（3） フェイルセーフ
（4） フールプルーフ　（5） モジュール化

第44回（2023年）

【AM 12】 Bluetoothの電波と同じ周波数帯を使用しているのはどれか。
（1） 地上デジタルテレビ放送　（2） 医用テレメータ
（3） FMラジオ　（4） 電子レンジ　（5） 電波時計

【AM 18】 2進法10101の2倍の数はどれか。
（1） 10111　（2） 11100　（3） 101010　（4） 110011
（5） 111111

【AM 19】 $-10\,\text{V} \sim +10\,\text{V}$ の信号を $5\,\text{mV}$ の分解能で AD 変換するために最小限必要なビット数はどれか。
（1） 10　（2） 11　（3） 12　（4） 14　（5） 16

【AM 50】 診療記録を電子媒体で記録保存する際の運用で適切でないのはどれか。
（1） 運用管理規定を定める。
（2） 法定保存期間を超えて保存できる。
（3） 記録内容の真正性が確保されている。
（4） 肉眼で読み取れる状態へと随時変換できる。
（5） 院内の医療関係者はだれでも閲覧できる。

【AM 60】 麻酔器は酸素の供給を停止すると自動的に亜酸化窒素の供給が遮断される。このような安全機構をなんと呼ぶか。
（1） 多重化　（2） 冗長化　（3） フールプルーフ
（4） フェイルセーフ　（5） デッドマン機構

【PM 17】 図の真理値表で示す入出力が得られる論理回路はどれか。
（1） AND
（2） OR
（3） NAND
（4） NOR
（5） XOR

入力		出力
A	B	X
0	0	0
0	1	1
1	0	1
1	1	0

【PM 18】 4種類の文字からなる3文字の文字列で表現される情報を保存するためには最低何ビット必要か。
（1） 4　（2） 5　（3） 6　（4） 7　（5） 12

【PM 19】 マルウェアでないのはどれか。
（1） ファイアウォール　（2） ランサムウェア　（3） トロイの木馬
（4） ウイルス　（5） ワーム

第45回（2024年）

【AM 17】 白色雑音を含む繰り返し信号を100回加算平均した。雑音成分の振幅は元のおよそ何倍になるか。
（1） 0.5　（2） 0.1　（3） 0.05　（4） 0.01　（5） 0.005

【AM 18】 表は成人男性10名の収縮期血圧〔mmHg〕のデータである。中央値〔mmHg〕はどれか。

| 121 | 100 | 107 | 135 | 141 | 115 | 138 | 166 | 123 | 115 |

（1） 100　（2） 115　（3） 122　（4） 126　（5） 133

【AM 60】 スイスチーズモデルの説明として正しいのはどれか。
（1） 事故の発生過程を論理和や論理積で表すこと
（2） 事故を引き起こす可能性がある要素をリストアップすること
（3） 事故が起こった過程を，多重の事故防止策をすり抜けたものと解釈すること
（4） 事故が起こった過程を，小さなミスが雪だるま式に連鎖したものと解釈すること
（5） 1件の重大事故が起こった場合に，背後に軽微な事故29件とヒヤリハット300件が存在すると想定すること

【PM 17】 図の論理回路に対応する真理値表はどれか。

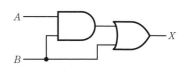

A	B	(1) X	(2) X	(3) X	(4) X	(5) X
0	0	0	0	0	0	0
0	1	0	1	1	0	1
1	0	0	1	0	1	1
1	1	1	1	1	1	0

【PM 18】 入出力インタフェースでないのはどれか。
  (1) Bluetooth (2) HDMI (3) PACS (4) RS-232 C
  (5) USB

【PM 59】 医療機器の準備で技士Aが確認した後に，ダブルチェックとして技士Bが再度確認した。技士Aの作業の信頼度を0.60，技士Bの作業の信頼度を0.90とする。行われた準備の信頼度はおよそいくらか。
  (1) 0.30 (2) 0.54 (3) 0.67 (4) 0.90 (5) 0.96

A.2 解答・解説
第25回（2003年）

【AM 24】（2）

$(2^6 \times 2^6)$（画素数）$\times 2^4$（色数16 bit）$\times 2^4$（1秒間に16フレーム）$= 2^{20}$

【AM 25】（1）

本文例題 8.1。

【AM 38】（5）

本文例題 2.7。

【AM 39】（3）

フラッシュメモリは不揮発性メモリである。普段使っている USB メモリがフラッシュメモリである。

第26回（2004年）

【AM 28】（3）

256回の積算で S/N の改善は $\sqrt{256} = 16$ 倍である。dB表記だと $20\log_{10} 16$。これを計算するヒントは「2倍は6 dB」である。式で書けば $20\log_{10} 2 = 6$ dB。ここで $\log(a \times b) = \log(a) + \log(b)$ という公式を使う。$20\log_{10} 16 = 20\log_{10}(2 \times 2 \times 2 \times 2) = 20\log_{10} 2 + 20\log_{10} 2 + 20\log_{10} 2 + 20\log_{10} 2 = 6 + 6 + 6 + 6 = 24$ dB となる。

【AM 33】（1）

（1）ISDNは，ディジタル通信に適した通信路であり，パソコンのインターネット接続に利用される。

【AM 35】（4）

最高周波数の2倍以上のサンプリング周波数が必要（サンプリング定理）。

【AM 36】（正解なし）正しくは 32 k バイト

白黒画像を濃淡16階調で量子化するのに必要なビット数は4ビット（$2^4 = 16$）である。

必要なメモリは $(2^8 \times 2^8)$（画素数）$\times 2^2$（色数4 bit）$= 2^{18}$ ビット。8ビットで1バイトであるから 2^{18} ビットをバイトに直すと $2^{18}/8 = 2^{18}/2^3 = 2^{15} = 2^5 \times 2^{10} = 32 \times 2^{10}$ バイト。$2^{10} = 1$ k とするので 32 k バイトとなる。

【PM 49】（2）

エネルギー測定のためにはまず電力を求める。電力 = 電圧^2/抵抗。抵抗は

A． 第 2 種 ME 技術実力検定試験（解答・解説）

既知である。分圧回路で電圧がわかり，AD 変換してディジタル化する。つぎの二乗演算が電圧^2/抵抗である。これで電力がわかり，あとは時間をかけてエネルギーにする。それが X である。短い時間の電圧に時間をかけてそれを足し合わせる。これは積分演算である。

【PM 58】（4）

故障の確率が 1/100 の機器が 2 台ある。2 台とも故障する確率は（1/100）×（1/100）= 1/10 000。つまり 2 台とも故障するという現象が 10 000（27.4 年）日に 1 度は起こる。

第 27 回（2005 年）

【AM 31】（3）

8 ビットあれば $2^8 = 256$ の分解能を持てる。5 V/256 = 19.5 mV

【AM 32】（1）

サンプリング周波数が 40 kHz なので 1 秒間に 40 000 回データをとっている。1 個のデータは 8 ビットであるから 1 秒間には 40 000 × 8 ビット必要である。これを 10 分（600 秒）続けるには 40 000 × 8 × 600 ビットが必要になる。バイトで答えるので 8 で割って 40 000 × 600 = $24 × 10^6$ バイト = 24 M バイトとなる。

【AM 33】（3）

最高周波数の 2 倍以上のサンプリング周波数が必要（サンプリング定理）。

【AM 34】（2）

4 096 = 16 × 16 × 16 であるから各色は 16 階調である。4 ビットあれば 16 階調を表現できる（$2^4 = 16$）。

【AM 35】（1）

（1） データ容量は 7 089 桁の数字あるいは 1 817 文字のかな漢字。

【PM 33】（3）

Vpp の pp とは Peak to Peak のことで信号の最大値と最小値の差。正弦波の場合は振幅の 2 倍である。V は電圧。900 µVpp の信号を 100 倍に増幅すると 90 mVpp の信号となる。CRT とはブラウン管モニタのことだが，ここでは単純に「画面」と考えてよい。90 mVpp の信号を画面一杯に表示するには 90 mV を表示できればよいが，余裕を持って 100 mV として 1 目盛は 10 mV となる。DIV は division（目盛）の省略形。

94　付　　　録

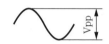
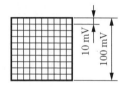

【PM 57】（3）

本文例題 6.4。

第 28 回（2006 年）

【AM 27】（5）

（5）　DICOM は無線通信規格ではない。

【AM 28】（1）

最高周波数の 2 倍以上のサンプリング周波数が必要（サンプリング定理）。
100 Hz（1 秒間に 100 回）の周期は 1/100 秒。

【AM 29】（3）

（1）　開始・終了　　（2）　処理　　（3）　判断　　（4）　入出力
（5）　手動操作

【AM 30】（3）

（3）　源氏物語（原文）は千年前の作品で著作権は切れている。誰かの現代語訳などは不可。

【AM 31】（2）

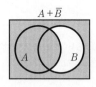
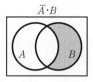

【PM 53】（4）

MTBF（Mean Time Between Failure）＝動作時間/動作回数＝（10＋9＋8）/3＝9
MTTR（Mean Time To Repair）＝修理時間/修理回数＝（1＋1＋1）/3＝1
アベイラビリティ＝MTBF/（MTBF＋MTTF）＝9/（9＋1）＝0.9

第 29 回（2007 年）

【AM 35】（4）

（4）電子メールの送受信用プロトコルは SMTP と POP3。SSL は電子メールの暗号化プロトコル。

【AM 36】（4）

NAND と（4）の真理値表は図のとおり。

(1) $\overline{\overline{A} \cdot \overline{B}} = A + B$ = OR
(2) $\overline{A \cdot B} = \overline{A} + \overline{B}$ = NOR
(3) （2）と同じ
(4) $\overline{A} + \overline{B} = \overline{A \cdot B}$ = NAND
(5) NOR

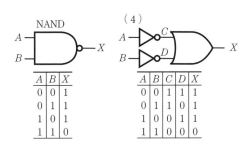

【AM 37】（4）

最高周波数 20 kHz の 2 倍の 40 kHz = 40 000 Hz。

【AM 38】（3）

1 画素当り 12 ビット必要でそれが 5×10^6 画素あるので必要な記憶容量は $12 \times 5 \times 10^6$ ビット。バイトにするには 8 で割って $12 \times 5 \times 10^6 / 8 = 7.5 \times 10^6$ バイト。

【AM 39】（4）

（1）リピータ：伝送信号を中継する装置
（2）ルータ：複数台の端末をインターネットに接続する装置
（3）アクセスポイント：Wi-Fi の電波を送受信する機器
（5）ターミナルアダプタ：通信機器を回線に接続できるようにする機器

第 30 回（2008 年）

【AM 26】（1）

（1）IPv6（Internet Protocol Version 6）はインターネットプロトコル。

【AM 27】（1）

（2）量子化：標本化されたデータをディジタル化すること
（3）ナイキスト周波数：サンプリング周波数の半分。この周波数までしかアナログデータを正しく表現できない。
（4）サンプリング（標本化）：アナログ信号を一定間隔ごとに抽出する処理
（5）折り返し雑音（エイリアシング）：サンプリング周波数が十分でないときに発生する。

【AM 28】（1）

（1） PWM（Pulse Width Modulation）- パルス幅変調

【AM 30】 （2）

【AM 33】 （5）

第 28 回（2006 年）【AM 31】とほぼ同じ。

【AM 37】 （5）

（5） アクセスポイントはWi-Fiの電波を送受信する機器で一般家庭にもある。

第 31 回（2009 年）

【AM 36】 （3）

途中経過を ABC として順番に考えていく。

論理式で考えると

$(X+Y)\cdot(\overline{X\cdot Y}) = X\cdot\overline{X} + X\cdot\overline{Y} + Y\cdot\overline{X} + Y\cdot\overline{Y} = X\cdot\overline{Y} + Y\cdot\overline{X} = X \oplus Y = $ XOR

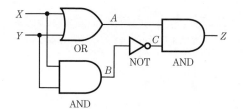

X	Y	A	B	C	Z
0	0	0	0	1	0
0	1	1	0	1	1
1	0	1	0	1	1
1	1	1	1	0	0

【AM 37】 （1）

（1） ASCII：文字コード
（2） JPEG：画像形式
（3） RGB：Red，Green，Blue の 3 原色
（4） VRAM：ビデオ RAM
（5） SVGA：ビデオ規格。800×600 ピクセル

【AM 38】 （2）

【AM 39】 （3）

（3） パケット：ネットワーク上を流れるデータ通信量のまとまり

【AM 40】 （5）

【PM 20】 （4）

（4） HTML は Web ページの記述言語である。心電図は MFER（Medical waveform Format Encoding Rule）を利用するのが一般的である。

第 32 回（2010 年）

【AM 36】（3）

（3） 左辺の否定をとると
$$\overline{A+\overline{A}\cdot B} = \overline{A}\cdot\overline{(A+\overline{B})} = 0 + \overline{A}\cdot B = \overline{A}\cdot B$$
一方，右辺の否定は
$$\overline{\overline{A}+B} = A\cdot\overline{B}$$

【AM 37】（1）

PAM（Pulse Amplitude Modulation）はパルス振幅変調

【AM 38】（2）

8 ビットあれば $2^8 = 256$ の分解能を持てる。10 V/256 = 0.039 V

【AM 39】（4）

【AM 40】（4）

第 33 回（2011 年）

【AM 35】（4）

【AM 36】（5）

【AM 37】（2）

JPEG は非可逆圧縮である。写真を編集して JPEG で保存を何度も繰り返すと少しずつ画像が劣化していく。

【AM 38】（5）

パケットについては第 31 回（2009 年）【AM 39】を見よ。

【AM 39】（4）

500 μs（500×10^{-6} 秒）間隔だと 1 秒間に $1/(500\times10^{-6}) = 2\,000$ 回サンプリングできる。つまりサンプリング周波数は 2 000 Hz である。復元できる周波数はこの半分（ナイキスト周波数）の 1 000 Hz である。

【AM 40】（1）

（1） 通信の規格ではなく，画像データの保管，閲覧，管理を行うシステム。

第 34 回（2012 年）

【AM 35】（5）

（5） $A + A\cdot B = A$

【AM 36】（4）

最高周波数の2倍以上。

【AM 37】（2）

第27回（2005年）【AM 34】と同じ。

【AM 38】（5）

（5）スパイウェアはスパイするソフトウェア。

【PM 54】（4）

第35回（2013年）

【AM 35】（5）

【AM 36】（2）

$1\,440 \times 1\,080 \times 12/(54 \times 10^6) = 0.345\,6$。

【AM 37】（5）

（5）HL7は医療情報システムの文字情報規格。

【AM 38】（5）

【AM 55】（3）

問題図の増幅器はまとめて右図のように表すことができる。増幅度を x とすると $20\log x = 40$, $\log x = 2$, したがって $x = 10^2 = 100$。

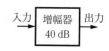

【PM 58】（4）

本書で説明しているのは故障率ではなく信頼度なので注意。A の信頼度は $1-2/10^4$, B の信頼度は $1-5/10^4$, したがって全体の信頼度は $(1-2/10^4) \times (1-5/10^4)$ であり, 故障率は $1-(1-2/10^4) \times (1-5/10^4)$ となる。この値は $7/10^4$ であり, 要するにこの場合は A の故障率と A の故障率を単純に足せばよいのである。

第36回（2014年）

【AM 38】（1）

本文例題8.2。

【AM 39】（3）

（3）GP-IBはパラレル通信が可能なインタフェース。

A．第2種ME技術実力検定試験（解答・解説）

【AM 40】（3）
　　（3）ディスクの故障などの対策。

【PM 27】（2）
　　（2）DICOMに会計情報は含まれない。

【PM 28】（3）
　　（3）USBメモリは紛失したりする可能性がある。

【PM 55】（2）
　　二人ともに正しい判断をしたとき，正しい総合判断ができる。$0.8 \times 0.8 = 0.64$

第37回（2015年）

【AM 35】（5）
　　（5）12ビットと8ビットでは $2^{12}=4\,096$，$2^8=256$ で16倍の差がある。正しくは量子化誤差が1/16。

【AM 36】（2）

【AM 37】（2）
　　（1）ミラーリングすると消去もそのまま反映されてしまう。

【AM 38】（5）

【PM 27】（3）

【PM 56】（3）
　　直列部分の信頼度は $0.9 \times 0.9 = 0.81$。それと0.9が並列になっているのでシステム全体の信頼度は $1-(1-0.81)\times(1-0.9)=0.98$。

第38回（2016年）

【AM 29】（4）
　　11000101を4桁ずつに区切ってみると1100 0101。それぞれを16進数にすればよい。1100（2進数）＝C（16進数），0101（2進数）＝5（16進数）。

【AM 30】（3）

【AM 31】（2）
　　1 MIPSは「1秒間に100万個単位の命令を実行できる」ことを表す。100 MIPSは「1秒間に1億の命令を実行できる」であり，1回の命令実行時間

は $1/1$ 億 $=1\times10^{-8}$ 秒 $=10\times10^{-9}$ 秒 $=10$ ns。

【AM 32】（2）

　　本文例題 1.2。第 27 回（2005 年）【AM 34】，第 34 回（2012 年）【AM 37】など同様の問題多数。

【PM 59】（2）

第 39 回（2017 年）

【AM 34】（4）

　　2 ビットあれば ACGT を表せる。例えば 00＝A, 01＝C, 10＝G, 11＝T といった具合である。5 個の配列を表すには 10 ビットあればよい。

【AM 35】（3）

　　⊕は排他的論理和（exclusive or, xor）を表し，いずれか一方のみが真のときに真となり，両方真や両方偽のときは偽となる。それの否定なので一方のみが真のときに偽となり，両方真や両方偽のときは真となる。

【AM 36】（4）

　　0〜10 V の信号を 10 mV の分解能で AD 変換するためには 1 000 分割しなければならない。ここは $2^{10}=1\,024$ 分割と考えて 10 ビットが必要だとする（このときの分解能は正確には 9.77 mV になる）。帯域が 1 kHz なのでサンプリング周波数は 2 kHz 必要である。つまり，10 ビットの AD 変換を 1 秒間に 2 000 回やらなければならない。それをリアルタイムで伝送するには 1 秒間に 20 000 ビットの伝送速度が必要となる。

【AM 37】（2）

【AM 45】（3）

　　トータルの増幅度は $30+10=40$ dB である。電圧が x 倍に増幅されたとすると $20\log x=40$ であるから $\log x=2$，$\log 10^2=2$ であるから $x=100$ となり，1 mV の入力電圧は 100 倍されて 100 mV＝0.1 V になる。

【PM 59】（4）

第 40 回（2018 年）

【AM 35】（3）

　　簡単な方法はないのでゆっくり考えよう。真理値表に C と D の結果を加える。するとアは C, D が両方とも 1 のときだけ 1 を出力する回路，すなわち

A．第2種ME技術実力検定試験（解答・解説）　101

ANDである

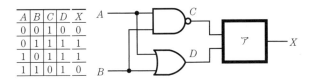

【AM 36】（2）

本文例題 7.3。

【AM 37】（5）

【AM 38】（3）

（3）現在でも被害が大きい。

【PM 19】（4）

（4）衛星電話は地震や津波の影響を受けにくい（影響を受けないわけではない）。

【PM 58】（3）

（3）フールプルーフ：意識的にやらない限り失敗したくても失敗できないという仕組み。

第 41 回（2019 年）

【AM 35】（1）

C, D を付け加えて真理値表を書くと下図のようになる。論理式はつぎのとおり。

$$\overline{(A \cdot A)} \cdot \overline{(B \cdot B)} = \overline{\overline{A} \cdot \overline{B}} = A + B = \mathrm{OR}$$

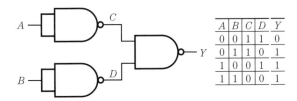

【AM 36】（1）

（1）Internet of Things，日本語ではモノのインターネット。

【AM 37】（1）

通販会社を装った怪しいメールで「支払いがなされていません，以下のサイトで確認を」というのを受け取ったことがあるでしょう。あれのこと。

【PM 59】（5）

本文例題 6.1。

第 42 回（2021 年）

【AM 19】（2）

アスキーコードは H が 48 なら I は 49, J は 4A という具合に文字順に割り当てられている。この調子で K は 4B, L は 4C, M は 4D である。

【PM 18】（3）

（1） PM（Phase Modulation）- 位相変調
（2） PAM（Pulse Amplitude Modulation）- パルス振幅変調
（3） PCM（Pulse Code Modulation）- パルス符号変調
（4） PSK（Phase Shift Keying）- 位相偏移変調
（5） PWM（Pulse Width Modulation）- パルス幅変調

【PM 19】（3）

気になるのは $A=1, B=0, C=1$ のところ。ここだけ出力が 1 になっている。このとき

（1） $\overline{A} \cdot \overline{B} \cdot \overline{C} = 0 \cdot 1 \cdot 0 = 0$　不適
（2） $A + \overline{B} + C = 1 + 1 + 1 = 1$　適
（3） $A \cdot \overline{B} \cdot C = 1 \cdot 1 \cdot 1 = 1$　適
（4） $\overline{A} + B + \overline{C} = 0 + 0 + 0 = 0$　不適
（5） $\overline{A} \cdot B \cdot \overline{C} = 0 \cdot 0 \cdot 0 = 0$　不適

つぎに $A=0, B=0, C=0$ のときは 0 になるはずで

（2） $A + \overline{B} + C = 0 + 1 + 0 = 1$　不適
（3） $A \cdot \overline{B} \cdot C = 0 \cdot 1 \cdot 0 = 0$　適

【PM 58】（4）

MTBF（Mean Time Between Failure）＝動作時間/動作回数＝$(40+60+20)/3 = 40$

MTTR（Mean Time To Repair）＝修理時間/修理回数＝$(30+10)/2 = 20$

アベイラビリティ＝MTBF/(MTBF＋MTTF)＝$40/(40+20) = 2/3$

A. 第 2 種 ME 技術実力検定試験（解答・解説）

第 43 回（2022 年）

【AM 17】（4）
　　本文例題 1.1。

【AM 18】（5）
　　本文例題 8.3。

【PM 18】（2）

　　$(A \text{ or } B) \text{ and } C = (A+B) \cdot C$

　　$A \text{ or } (B \text{ and } C) = A + B \cdot C$（and のほうが優先順位が高いので $A + (B \cdot C)$ とする必要はない）。つまり，$A \cdot C \neq A$ の場合を選べばよい（右図）。真面目に計算すれば以下のとおり。

	A	C	$A \cdot C$
（1）	1	1	1
（2）	1	0	0
（3）	0	1	0
（4）	0	0	0
（5）	0	1	0

（1）　$A=1, B=0, C=1$：
　　　$(A+B) \cdot C = (1+0) \cdot 1 = 1 \cdot 1 = 1$　　$A + B \cdot C = 1 + 0 \cdot 1 = 1 + 0 = 1$

（2）　$A=1, B=0, C=0$：
　　　$(A+B) \cdot C = (1+0) \cdot 0 = 1 \cdot 0 = 0$　　$A + B \cdot C = 1 + 0 \cdot 0 = 1 + 0 = 1$

（3）　$A=0, B=1, C=1$：
　　　$(A+B) \cdot C = (0+1) \cdot 1 = 1 \cdot 1 = 1$　　$A + B \cdot C = 0 + 1 \cdot 1 = 0 + 0 = 1$

（4）　$A=0, B=1, C=0$：
　　　$(A+B) \cdot C = (0+1) \cdot 0 = 1 \cdot 0 = 0$　　$A + B \cdot C = 0 + 1 \cdot 0 = 0 + 0 = 0$

（5）　$A=0, B=0, C=1$：
　　　$(A+B) \cdot C = (0+0) \cdot 1 = 0 \cdot 1 = 0$　　$A + B \cdot C = 0 + 0 \cdot 1 = 0 + 0 = 0$

【PM 59】（4）
　　本文例題 8.4。

第 44 回（2023 年）

【AM 12】（4）
　　2.4 GHz 帯

【AM 18】（3）
　　10 進法において 12 345 の 10 倍は簡単で 123 450 である。2 進法において 10101 の 2 倍は簡単で 101010 である。

【AM 19】（3）
　　$-10\,\text{V} \sim +10\,\text{V}$ であるから，けっきょく 20 V の大きさを 5 mV の分解能で調べるには 20 V/5 mV = 4 000 個の表現が必要。$2^{12} = 4\,096$ であるから 12 ビッ

【AM 50】（5）

【AM 60】（4）

【PM 17】（5）

【PM 18】（3）

第 39 回（2017 年）【AM 34】にほぼ同じ問題がある。

【PM 19】（1）

第 45 回（2024 年）

【AM 17】（2）

n 回加算平均するとノイズは $1/\sqrt{n}$ になる。

【AM 18】（3）

データを順番に並べ替えると図のようになる。偶数個のデータなので中央値は 5 番目（121）と 6 番目（123）の平均の 122 となる。

| 100 | 107 | 115 | 115 | 121 | 123 | 135 | 138 | 141 | 166 |

【AM 60】（3）

【PM 17】（3）

C を追加して真理値表をつくる。

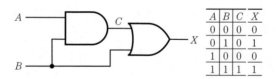

【PM 18】（3）

（3） PACS：医療用画像管理システム

【PM 59】（5）

$1 - (1 - 0.6) \times (1 - 0.9) = 0.96$

B. 臨床工学技士国家試験

B.1 問　　題
第 25 回（2012 年）

【AM 26】　物差しで長方形の二辺 a 及び b を測定した。物差しの最大誤差は 1% である。長方形の面積 c を，$c = a \times b$ によって求めた場合，c の最大誤差は何%か。
　　（1）　0.01　　（2）　0.02　　（3）　1　　（4）　$\sqrt{2}$　　（5）　2

【AM 27】　雑音対策について誤っているのはどれか。
　　（1）　商用交流雑音の除去には CMRR の高い差動増幅器を使用する。
　　（2）　高周波雑音を除去するためにハムフィルタが使われる。
　　（3）　加算平均は不規則雑音を低減するために使われる。
　　（4）　信号の入力導線にはシールドが施されたものを用いる。
　　（5）　ディジタルフィルタは離散値の演算によって雑音を除去する。

【AM 43】　ある機器の点検作業を 2 人の点検者で分担して行った。2 人の点検作業項目が異なり，かつ互いに独立している場合，点検作業全体の信頼度はどれか。ただし，2 人の作業に対する信頼度はともに 0.9 とする。
　　（1）　0.45　　（2）　0.72　　（3）　0.81　　（4）　0.90　　（5）　0.99

【AM 55】　振幅変調（AM）において変調波が 1〜2 kHz の周波数帯域を持つ信号で搬送波の周波数が 1 000 kHz であるとき，被変調波の側波について正しいのはどれか。
　　a.　上側波帯の最高周波数は 1 002 kHz である。
　　b.　上側波帯の最低周波数は 1 000 kHz である。
　　c.　下側波帯の最高周波数は 998 kHz である。
　　d.　下側波帯の帯域幅は 2 kHz である。
　　e.　上・下側波帯の周波数スペクトルは対称である。
　　（1）　a, b　　（2）　a, e　　（3）　b, c　　（4）　c, d　　（5）　d, e

【AM 56】　読み取りのみに用いるのはどれか。
　　（1）　CD-ROM　　（2）　USB メモリ　　（3）　DVD-RW
　　（4）　光磁気ディスク　　（5）　ソリッドステートドライブ（SSD）

【AM 57】　オペレーティングシステムでないのはどれか。
　　（1）　Linux　　（2）　Excel　　（3）　UNIX　　（4）　Android
　　（5）　Windows 7

【AM 58】 RGB 各色を 8 bit で量子化した縦 1 000 画素，横 1 000 画素の画像データ量〔byte〕はどれか。ただし，画像の圧縮やヘッダ情報の付加はないものとする。
（1） 1 000 000　　（2） 3 000 000　　（3） 8 000 000
（4） 10 000 000　（5） 24 000 000

【AM 59】 図の回路に等価なのはどれか。

（1） OR
（2） AND
（3） NOR
（4） NOT
（5） NAND

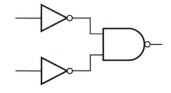

【AM 60】 論理式において $AB+A\overline{B}=1$ となる条件はどれか。
（1） $A=1$　（2） $B=1$　（3） A, B によらない
（4） $A=0, B=1$　（5） $A=0, B=0$

【AM 61】 255 g 以下の質量を 1 g 刻みで量子化するときに必要なビット数はどれか。
（1） 4　（2） 5　（3） 6　（4） 7　（5） 8

【PM 57】 図の回路は，被変調波が入力されると信号波を出力する復調回路として働く。この回路を利用する変調方式はどれか。ただし，ダイオードは理想ダイオードとする。
（1） 振幅変調（AM）
（2） 周波数変調（FM）
（3） 位相変調（PM）
（4） パルス符号変調（PCM）
（5） パルス位置変調（PPM）

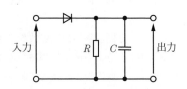

【PM 58】 IP アドレスはどれか。
（1） www.bar.zot.or.jp　　（2） 192.168.1.1　　（3） foo@bar.zot.or.jp
（4） 00-B1-40-55-30-72　（5） C:¥WINDOWS

【PM 59】 動画ファイルを保存するためのファイル形式はどれか。
（1） JPEG　（2） TIFF　（3） MPEG　（4） BMP　（5） MIDI

【PM 60】 AD 変換について正しいのはどれか。
 a. 量子化ビット数が大きいほど量子化誤差は小さくなる。
 b. 量子化ビット数が大きいほど速い信号の変化を捉えることができる。

c. サンプリング間隔が短いほど量子化誤差は大きくなる。
d. サンプリング周波数が高くなるほど変換結果のデータ量は大きくなる。
e. サンプリング周波数の0.5倍を超える周波数の信号は折り返し歪が発生する。

（1） a, b, c　　（2） a, b, e　　（3） a, d, e　　（4） b, c, d
（5） c, d, e

【PM 61】 白色雑音を含む周期信号を100回同期加算平均した。SN比は何倍になるか。
（1） 1/100　　（2） 1/10　　（3） 1　　（4） 10　　（5） 100

【PM 62】 時系列信号処理において図のサンプル点 k のデータ f_k を $\widetilde{f_k} = 1/5 \sum_{i=-2}^{2} f_{k+i}$ に置き換える処理はどれか。

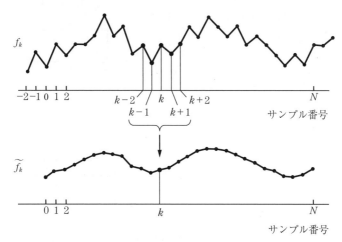

（1） 信号正規化　　（2） 振幅圧縮　　（3） フーリエ変換
（4） 周波数変換　　（5） 移動平均

【PM 63】 ブロック線図に示すシステムの時定数〔秒〕はどれか。ただし、s はラプラスの変数とする。
（1） 2　　（2） 3　　（3） 6　　（4） 12
（5） 24

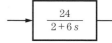

第26回（2013年）

【AM 43】 図の並列システムの全体の信頼度はいくらか。ただし、各要素の信頼度 R はすべて 0.800 とする。

（1） 0.266　（2） 0.512　（3） 0.800
（4） 0.960　（5） 0.992

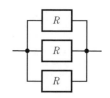

【AM 55】 パルス符号変調はどれか。
（1） PAM　（2） PCM　（3） PFM　（4） PPM　（5） PWM

【AM 56】 書き込まれた情報を変更できないのはどれか。
（1） ハードディスク　（2） CD-R　（3） USB フラッシュメモリー
（4） フロッピーディスク　（5） SSD

【AM 57】 図のフローチャートに基づいて作成されたプログラムを実行したときの SUM の値はどれか。
（1） 4
（2） 5
（3） 6
（4） 10
（5） 21

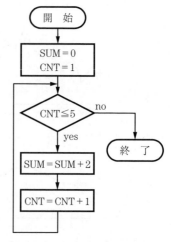

【AM 58】 16 進数 1A に 16 進数 15 を加算した結果を 10 進数で表したのはどれか。
（1） 27　（2） 32　（3） 37　（4） 42　（5） 47

【AM 59】 円で表される集合 A, B, C がある。図の網かけ部分に対応する論理式はどれか。
（1） $A \cdot (B+C)$
（2） $B \cdot (A+C)$
（3） $A + B \cdot C$
（4） $B + A \cdot C$
（5） $C + A \cdot B$

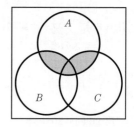

【AM 60】 0 ～ 8 V の範囲で動作する 12 bit の AD 変換器がある。およその分解能〔mV〕はどれか。

(1) 1　(2) 2　(3) 4　(4) 8　(5) 16

【AM 61】周期2秒の正弦波をフーリエ変換して得られるパワースペクトルはどれか。

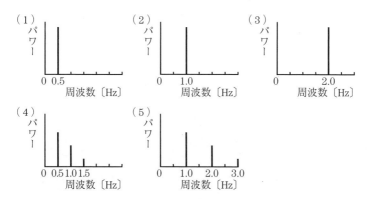

【AM 62】図のブロック線図の伝達関数 (Y/X) はどれか。

(1) $\dfrac{H}{1+GW}$　(2) $\dfrac{GW}{1+H}$

(3) $\dfrac{H}{1+GWH}$　(4) $\dfrac{GW}{1+GWH}$

(5) $\dfrac{GW}{1-GWH}$

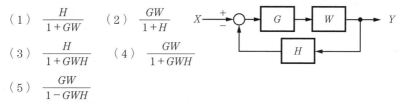

【PM 44】フールプルーフはどれか。
（1）IABP 装置のガスリークアラーム機構
（2）心電図モニタの不整脈アラーム機構
（3）電気メスの対極板接触不良検知機構
（4）輸液ポンプの気泡検知機構
（5）観血式血圧計のゼロ調整ボタンの長押し機構

【PM 56】振幅変調において 100 kHz の搬送波を信号 $v(t)=5\sin(4\,000\,\pi t)$ で変調するとき，被変調波の上・下側波の周波数〔kHz〕はどれか。ただし，時間 t の単位は秒とし，過変調は生じないものとする。
（1）101 と 99　（2）102 と 98　（3）104 と 96　（4）110 と 90
（5）120 と 80

【PM 57】10 Hz～1 kHz の帯域からなるアナログ信号をサンプリングするとき，サンプリング定理によって定まるサンプリング間隔〔ms〕の上限はどれか。
（1）0.05　（2）0.1　（3）0.5　（4）1　（5）5

【PM 58】 正しいのはどれか。
 (1) メインメモリーは ROM である。
 (2) ハードディスクは揮発性メモリーである。
 (3) １台の出力装置を複数のコンピュータで共用することはできない。
 (4) １台のコンピュータが複数の入力装置を持つことはできない。
 (5) CPU は制御装置を含む。

【PM 59】 情報漏洩の防止に効果がないのはどれか。
 (1) ファイルを暗号化する。
 (2) ウィルス対策ソフトを導入する。
 (3) パスワードを定期的に変更する。
 (4) ファイルを定期的にバックアップする。
 (5) 外部ネットワークにはファイアウォールを介して接続する。

【PM 60】 400 万画素・4 階調の画像を記憶するのに必要な容量は，100 万画素・256 階調の画像を記憶するのに必要な容量の何倍か。
 (1) 1/4　 (2) 1/2　 (3) 1　 (4) 2　 (5) 4

【PM 61】 図の論理回路で常に $Z=1$ となる条件はどれか。

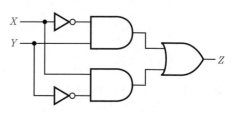

 (1) $X=1$
 (2) $Y=1$
 (3) $X=Y$
 (4) $X \neq Y$
 (5) X, Y によらない

【PM 62】 正しいのはどれか。
 a. 繰返し方形波の周波数スペクトルを求めるには逆フーリエ変換を用いる。
 b. 角周波数 ω と周波数 f との関係は $f = 2\pi\omega$ で表される。
 c. 時系列信号をフーリエ変換すると周波数成分を知ることができる。
 d. 角周波数 ω の正弦波（$\sin \omega t$）は一つの周波数成分で構成される。
 e. 繰返し三角波には基本波以外に高調波成分が含まれる。
 (1) a, b, c　 (2) a, b, e　 (3) a, d, e　 (4) b, c, d
 (5) c, d, e

第 27 回（2014 年）

【AM 26】 信号処理について正しい組み合わせはどれか。

(1) 周波数解析 - フーリエ変換　　(2) SN 比改善 - スプライン補完
(3) 信号平滑化 - 微分演算　　(4) 輪郭強調 - 積分演算
(5) 面積計算 - サブトラクション

【AM 43】 ある機器の MTBF が 180 日，MTTR が 10 日であるとき，定常アベイラビリティはどれか。

(1) 1/19　(2) 1/18　(3) 1/17　(4) 17/18　(5) 18/19

【AM 54】 図に示した回路と同じ機能を持つ論理回路はどれか。

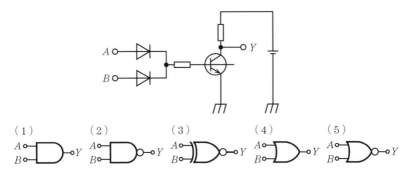

【AM 55】 1 kHz までの周波数成分を持つ信号を AM 変調し，周波数分割多重によって多チャネル同時通信する。通信に使用できる周波数帯域が 100 kHz のとき，同時に伝送可能な最大チャネル数はどれか。ただし，AM 変調では両側波帯の信号成分を送るものとする。

(1) 10　(2) 50　(3) 100　(4) 500　(5) 1 000

【AM 56】 正しい組合せはどれか。
(1) ハードディスク - メインメモリー
(2) USB メモリー - 不揮発性メモリー
(3) CPU - 記憶装置
(4) CD-ROM - インタフェース
(5) Bluetooth - 演算装置

【AM 57】 セキュリティの向上に直接関係するのはどれか。
　　a. オープンソース　b. スパイウエア　c. 電子署名　d. 公開鍵
　　e. プロキシサーバ
(1) a, b, c　(2) a, b, e　(3) a, d, e　(4) b, c, d
(5) c, d, e

【AM 58】 1枚1Mbyteで構成されるディジタル画像を64Mbpsの通信路を用いて伝送する．1秒間に最大何枚の画像を伝送できるか．ただし，伝送時に圧縮符号化等の処理は行わず，画像構成データ以外のデータは無視する．
（1） 8　（2） 16　（3） 32　（4） 64　（5） 128

【AM 59】 16進数63を2進数で表したのはどれか．
（1） 1000101　（2） 1000111　（3） 1001101　（4） 1010101
（5） 1100011

【AM 60】 AD変換で誤っているのはどれか．
（1） 連続信号を離散信号に変換する．
（2） 信号に含まれる周波数の最大値によってサンプリング周波数を決める．
（3） エイリアシングとは実際には存在しない周波数成分が観測されることである．
（4） 量子化された信号を符号化する．
（5） 量子化雑音は信号のSN比が低い場合に大きくなる．

【AM 61】 図の回路の出力 X を表す真理値表で正しいのはどれか．

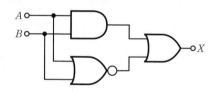

（1）			（2）			（3）			（4）			（5）		
入力		出力	入力		出力	入力		出力	入力		出力	入力		出力
A	B	X	A	B	X	A	B	X	A	B	X	A	B	X
0	0	0	0	0	0	0	0	1	0	0	0	0	0	1
0	1	0	0	1	1	0	1	0	0	1	1	0	1	1
1	0	0	1	0	1	1	0	0	1	0	1	1	0	1
1	1	1	1	1	0	1	1	1	1	1	1	1	1	0

【AM 62】 システムの動特性を示すのはどれか．
　a．シーケンス制御　　b．同期加算　　c．分散分析
　d．インパルス応答　　e．周波数応答
（1） a, b　（2） a, e　（3） b, c　（4） c, d　（5） d, e

【PM 44】 ある機器のAの部分は信頼度0.90の点検者が1人で行い，Bの部分は信頼度0.70の点検者が2人で行った．点検作業の総合的な信頼度はどれか．た

だし，Aの部分とBの部分は直列関係にあるとする。
（1） 0.44 　（2） 0.63 　（3） 0.82 　（4） 0.91 　（5） 0.99

【PM 57】　通信方式について正しいのはどれか。
　　a. 信号の振幅に応じて搬送波の位相を変調する方式をPWMという。
　　b. 信号の振幅に応じて搬送波の振幅を変調する方式をFMという。
　　c. 信号の振幅をパルス符号に対応させて変調する方式をPCMという。
　　d. 0，1の2値信号を周波数の高低に対応させて変調する方式をFSKという。
　　e. 周波数帯域を分割して多チャネル信号を多重化する方式をTDMという。
（1） a, b 　（2） a, e 　（3） b, c 　（4） c, d 　（5） d, e

【PM 58】　誤っている組合せはどれか。
（1）　オペレーティングシステム － UNIX
（2）　アプリケーションソフトウェア － メーラー
（3）　データベース － 検索
（4）　フローチャート － HTML
（5）　プログラミング言語 － C＋＋

【PM 59】　通信速度10 Mbpsの通信路で10 Gbitのデータを転送するのに要する時間〔s〕はどれか。
（1） 0.1 　（2） 1 　（3） 10 　（4） 100 　（5） 1 000

【PM 60】　論理回路に図のような入力 A, B を
　　あたえたとき，出力は C であった。こ
　　の論理回路はどれか。
　　（1）　AND
　　（2）　OR
　　（3）　XOR
　　（4）　NAND
　　（5）　NOR

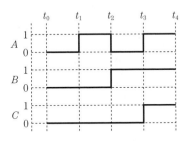

【PM 61】　DC〜10 kHzの帯域からなるアナログ信号をAD変換するとき，エイリアシングを起こさない最小のサンプリング周波数〔kHz〕はどれか。
（1） 5 　（2） 10 　（3） 15 　（4） 20 　（5） 25

【PM 62】　0から2Vの電圧を，分解能1 mV以下でAD変換するときに必要な最小量子化ビット数はどれか。
（1） 8 　（2） 9 　（3） 10 　（4） 11 　（5） 12

【PM 63】 図のブロック線図の伝達関数 (Y/X) はどれか。ただし，s はラプラス変換後の変数を表す。

(1) $\dfrac{sCR}{1+sCR}$ (2) $\dfrac{1}{1+sCR}$

(3) $\dfrac{R}{R+sC}$ (4) $\dfrac{sCR}{1-sCR}$

(5) $\dfrac{1}{1-sCR}$

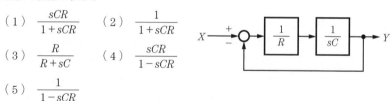

第 28 回（2015 年）

【AM 45】 ある機器を信頼度 0.70 の A さんが点検した後に，ダブルチェックのため別の B さんが確認した．点検作業の総合的な信頼度が 0.97 であった．B さんの信頼度はどれか．

（1） 0.49   （2） 0.68   （3） 0.72   （4） 0.90   （5） 0.99

【AM 57】 正しい組合せはどれか．
   a. ASK － 振幅偏移変調   b. PSK － パルス偏移変調
   c. TDM － 波長分割多重   d. CDMA － パルス符号変調
   e. FDM － 周波数分割多重

（1） a, b   （2） a, e   （3） b, c   （4） c, d   （5） d, e

【AM 58】 コンピュータの入出力インタフェースはどれか．

（1） BASIC   （2） CPU   （3） JPEG   （4） UNIX   （5） USB

【AM 59】 図のフローチャートに基づいて作成されたプログラムを実行した時の CNT と SUM の組合せはどれか．

（1） CMT＝2   SUM＝4
（2） CMT＝2   SUM＝6
（3） CMT＝3   SUM＝4
（4） CMT＝3   SUM＝6
（5） CMT＝4   SUM＝8

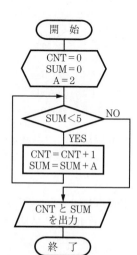

【AM 60】1画面 100 kbit で構成されるディジタル画像を伝送したい。通信回線の伝送速度が9 Mbps であるとき，1秒間に伝送できる画像の最大数はどれか。ただし，伝送時に圧縮符号化等の処理は行わず，画像構成データ以外のデータは無視する。
（1） 1　　（2） 9　　（3） 10　　（4） 90　　（5） 100

【AM 61】2つの2進数 10.01 と 111.11 との和を 10 進法で表したのはどれか。
（1）　9.50　　（2）　9.75　　（3）　10.00　　（4）　10.25
（5）　10.50

【AM 62】集合 A, B の論理演算で図の網掛け部分を表すのはどれか。
（1）　AND
（2）　OR
（3）　NOT
（4）　XOR
（5）　NOR

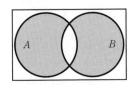

【AM 63】−1Vから1Vの電圧を 10 bit の量子化ビット数で AD 変換したときの分解能に最も近い電圧〔mV〕はどれか。
（1） 1　　（2） 2　　（3） 10　　（4） 100　　（5） 200

【PM 55】変調後の信号の振幅が変化する変調方式はどれか。
（1）　PWM　　（2）　FM　　（3）　PM　　（4）　PAM　　（5）　PCM

【PM 56】正しい組合せはどれか。
（1）　RAM − 制御装置　　（2）　OCR − 入力装置　　（3）　RAID − 演算装置
（4）　タッチパネル − 記憶装置　　（5）　USB フラッシュメモリ − 出力装置

【PM 57】オペレーティングシステムの役割について正しいのはどれか。
a. 患者情報データベースの検索　　b. ファイルシステムの管理
c. 周辺装置の制御　　d. 電子メールのウイルスチェック
e. 画像ファイルの編集
（1） a, b　　（2） a, e　　（3） b, c　　（4） c, d　　（5） d, e

【PM 58】コンピュータネットワークに関係する用語とその機能との組合せで正しいのはどれか。
a. DNS − IP アドレスとホスト名の変換
b. WPA − 広域ネットワーク
c. HTML − インターネット上の資源の位置を表す識別子

d. HTTP －光ファイバを用いたインターネット接続サービス
e. SMTP －電子メールの配送
（1） a, b （2） a, e （3） b, c （4） c, d （5） d, e

【PM 59】 真理値表を満たす論理演算回路はどれか。

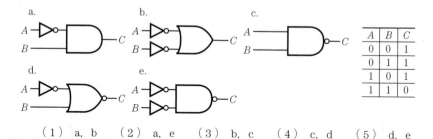

（1） a, b （2） a, e （3） b, c （4） c, d （5） d, e

【PM 60】 0～1 kHz の帯域を持つアナログ信号を AD 変換するとき，サンプリング定理によって決まるサンプリング間隔〔ms〕の上限はどれか。
（1） 0.2 （2） 0.5 （3） 1.0 （4） 1.5 （5） 2.0

【PM 61】 正しいのはどれか。
a. 時系列信号の自己相関関数から信号の周期を知ることができる。
b. 時系列信号をフーリエ変換すると信号の周波数成分を知ることができる。
c. パワースペクトルから信号の位相情報を知ることができる。
d. 同じ基本周波数の矩形波とのこぎり波のパワースペクトルは等しい。
e. 正弦波の周波数を倍にするとパワースペクトルのパワーは 4 倍になる。
（1） a, b （2） a, e （3） b, c （4） c, d （5） d, e

【PM 62】 ブロック線図に示すシステムの時定数〔秒〕はどれか。ただし，s はラプラス変換後の変数を表す。
（1） 0.25
（2） 0.5
（3） 1.0
（4） 2.0
（5） 4.0

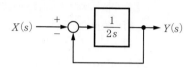

第 29 回（2016 年）

【AM 27】 雑音対策について誤っているのはどれか。
（1） 電源線から混入する雑音の除去にラインフィルタが使われる。

（2） 商用交流雑音を除去するためにハムフィルタが使われる。
（3） 周波数の低い雑音の除去には移動平均が使われる。
（4） 信号の入力導線にはシールド線が使われる。
（5） 不規則雑音の除去には加算平均が使われる。

【AM 56】 正しい組合せはどれか。
a. FSK － 振幅偏移変調
b. PWM － パルス幅変調
c. CDMA － 符号分割多重
d. TDM － 周波数分割多重
e. FDM － 波長分割多重
（1） a, b　（2） a, e　（3） b, c　（4） c, d　（5） d, e

【AM 57】 記憶装置について誤っているのはどれか。
（1） RAM は記憶内容を変更することができる。
（2） RAM は主記憶装置として使われる。
（3） ROM は電源を切っても情報を保持する。
（4） フラッシュメモリは揮発性メモリの一種である。
（5） ハードディスクは情報を磁気的に記録する。

【AM 58】 図のフローチャートに基づいて作成されたプログラムを実行した結果，出力される Z はどれか。
（1） 1
（2） 2
（3） 3
（4） 5
（5） 8

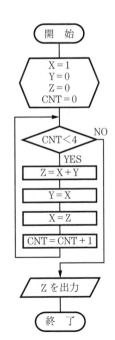

【AM 59】 使用しているパソコンで，コンピュータウィルス等の不正なソフトウェアが動作していると考えられる．使用しているパソコンの初動対応として最も適切なのはどれか．
（1） パスワードを変更する．
（2） ネットワークから切断する．
（3） USB メモリにファイルをバックアップする．
（4） システムソフトウェアのアップデートを行う．
（5） ウィルス対策ソフトを用いてシステムのスキャンを行う．

【AM 60】 2つの2進数1100と11の積を2進数で表したのはどれか．
（1） 1111　（2） 10100　（3） 11100　（4） 100100　（5） 110100

【AM 61】 真理値表に対応する論理演算はどれか．
（1） AND 演算
（2） NAND 演算
（3） OR 演算
（4） NOR 演算
（5） EXOR（exclusive OR）演算

A	B	X
0	0	0
0	1	1
1	0	1
1	1	0

【AM 62】 0〜5Vの電圧を 12 bit で量子化するとき，分解能（量子化精度）〔mV〕に最も近いのはどれか．
（1） 0.5　（2） 1.2　（3） 4.9　（4） 9.8　（5） 19.8

【PM 44】 機器Aは10回に1回は使用できない．機器Bは5回に1回は使用できない．機器Aと機器Bを同時に使用した場合に，少なくともどちらか一方によって使用目的が達成できるとすると，目的が達成できる確率はどれか．
（1） 0.72　（2） 0.80　（3） 0.90　（4） 0.98　（5） 0.99

【PM 56】 振幅変調において信号 $v(t) = 3\sin(2\,000\,\pi t)$ で 1 000 kHz の搬送波を変調するとき，被変調波の上下側波の周波数〔kHz〕はどれか．ただし，時間 t の単位は秒とし，過変調は生じないものとする．
（1） 980 と 1 020　（2） 990 と 1 010　（3） 997 と 1 003
（4） 998 と 1 002　（5） 999 と 1 001

【PM 57】 コンピュータの入出力インタフェースでないのはどれか．
（1） RS-232C　（2） USB　（3） RAID　（4） IEEE1394
（5） シリアル ATA

【PM 58】 正しい組合せはどれか。
　　a. CSMA/CD - 電子メール　　b. HTTP - イーサーネット
　　c. FTP - ファイル転送　　d. TCP/IP - インターネット
　　e. SMTP/POP - ウェブページ
　　（1）a, b　（2）a, e　（3）b, c　（4）c, d　（5）d, e

【PM 59】 帯域が 50 Hz ～ 4 kHz の音声信号を AD 変換して伝送する。量子化ビット数を 12 bit とするとき, 最低限必要な伝送速度〔kbps〕はどれか。ただし, 圧縮符号化は行わず, 音声以外のデータは無視する。
　　（1）48　（2）64　（3）96　（4）128　（5）160

【PM 60】 論理演算 $X \cdot Y$ を求める論理回路がある。図のような X, Y を入力した時の出力は A から E のどれか。
　　（1）A
　　（2）B
　　（3）C
　　（4）D
　　（5）E

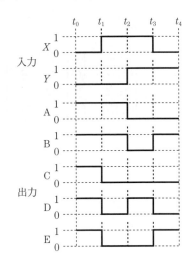

【PM 61】 時系列信号の解析手法とその目的との組合せで誤っているのはどれか。
　　（1）加算平均 - SN 比の改善
　　（2）自己相関関数 - 周期的成分の抽出
　　（3）フーリエ変換 - 周波数スペクトルの分析
　　（4）移動平均 - 高周波成分の除去
　　（5）2 乗平均 - 微分波形の抽出

【PM 62】 図のブロック線図の伝達関数 (Y/X) はどれか。

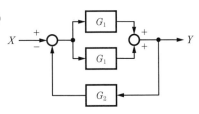

　　（1）$\dfrac{G_1}{1+G_1G_2}$　　（2）$\dfrac{G_2}{1+G_1G_2}$

　　（3）$\dfrac{G_2}{1-G_1G_2}$　　（4）$\dfrac{2G_1}{1+G_1G_2}$

(5) $\dfrac{2G_1}{1-2G_1G_2}$

第 30 回（2017 年）

【AM 26】 信号処理について正しい組合せはどれか。
a. 周波数解析 – フーリエ変換　　b. SN 比改善 – 加算平均
c. 信号平滑化 – 微分演算　　d. 輪郭強調 – 積分演算
e. 面積計算 – 移動平均
（1） a, b　　（2） a, e　　（3） b, c　　（4） c, d　　（5） d, e

【AM 43】 図のように使用と修理を繰り返している ME 機器のアベイラビリティはどれか。

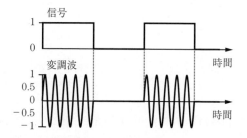

（1） 0.20　　（2） 0.40　　（3） 0.68　　（4） 0.80　　（5） 0.84

【AM 56】 図の変調方式はどれか。
（1） ASK
（2） FSK
（3） PSK
（4） PWM
（5） PPM

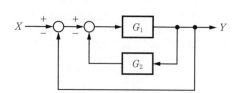

【AM 57】 図のブロック線図の伝達関数（Y/X）はどれか。
（1） $\dfrac{G_1}{1+G_1+G_1G_2}$
（2） $\dfrac{G_2}{1+G_1+G_1G_2}$
（3） $\dfrac{G_1}{1+G_2+G_1G_2}$
（4） $\dfrac{G_2}{1+G_2+G_1G_2}$
（5） $\dfrac{G_1G_2}{1+G_1+G_1G_2}$

【AM 58】 コンピュータの補助記憶装置について誤っているのはどれか。
(1) USB メモリはフラッシュメモリである。
(2) 1層あたりの容量は，BD（Blu-ray Disk）は DVD の5倍以上である。
(3) RAID はデータ圧縮技術を基本としている。
(4) NAS はネットワークに直接接続して使用する。
(5) 磁気テープは大量データの長期保存に使われる。

【AM 59】 図のフローチャートで1から10までの自然数の和 s を求める。①，②，③ のそれぞれに入る式の正しい組合せはどれか。

a. ① i = 10   ② i ≤ 10   ③ i = i − 1
b. ② i = 1   ② i ≥ 1   ③ i = i + 1
c. ① i = 10   ② i ≥ 1   ③ i = i − 1
d. ① i = 1   ② i ≤ 10   ③ i = i + 1
e. ① i = 1   ② i ≤ 10   ③ i = i − 1

(1) a, b
(2) a, e
(3) b, c
(4) c, d
(5) d, e

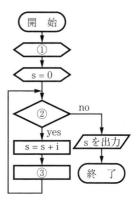

【AM 60】 インターネットからの不正アクセスを防ぐため，インターネットとローカルネットワークの間に設置する仕組みはどれか。
(1) スイッチングハブ　(2) リピータ　(3) ウィルスチェッカ
(4) ファイアウォール　(5) 電子認証システム

【AM 61】 16進数 B8 と 9C の和を 16 進数で表したのはどれか。
(1) DC　(2) 144　(3) 154　(4) 22F　(5) 340

【AM 62】 画素数が 800×1 000 のモノクロ画像を 128 段階の濃度で表示するために必要な最小データ量〔Mbyte〕に最も近いのはどれか。
(1) 0.7　(2) 1.2　(3) 2.1　(4) 2.4　(5) 12.8

【PM 39】 ヒヤリハット（インシデントレベル2以下）に該当するのはどれか。
a. 感染症患者に使用した注射針で医療従事者が負傷して感染症を発症した。
b. 人工呼吸器の加温加湿器の電源を入れ忘れて患者が気道閉塞を起こした。
c. 輸液ポンプの設定間違いで薬液が過剰投与されたが患者に影響はなかった。
d. AED の仕様で患者の蘇生後にパッドの使用期限切れに気付いた。
e. 血液透析治療を終えた直後の患者が廊下で転倒して骨折した。

（1） a, b　　（2） a, e　　（3） b, c　　（4） c, d　　（5） d, e

【PM 56】 2 kHz までの周波数成分をもつ信号を AM 変調し，周波数分割多重によって多チャネル同時通信する。同時に 20 チャネルの信号を伝送するとき，通信で占有する周波数帯域の合計帯域幅〔kHz〕はどれか。ただし，AM 変調では両側波帯の信号成分を送るものとする。

（1） 20　　（2） 40　　（3） 80　　（4） 160　　（5） 320

【PM 57】 フラッシュ SSD（Solid State Drive）について誤っているのはどれか。
　a. 揮発性半導体メモリが用いられている。
　b. データの消去や書き込みによって素子が劣化する。
　c. ハードディスクよりも静粛性に優れる。
　d. ハードディスクよりも耐衝撃性に優れる。
　e. ハードディスクよりも読み出しが低速である。

（1） a, b　　（2） a, e　　（3） b, c　　（4） c, d　　（5） d, e

【PM 58】 プログラミング言語でないのはどれか。
（1） C++　　（2） Android　　（3） Java　　（4） Python
（5） Ruby

【PM 59】 標的型攻撃メールによる被害を防ぐ方法として効果がないのはどれか。
（1） 電子署名の利用　　（2） Web メールの利用
（3） 利用者の教育・訓練　　（4） ウィルス対策ソフトの導入
（5） ソフトウェアアップデートの実行

【PM 60】 論理式 $A \cdot B + B \cdot C + C \cdot A$ を表すベン図はどれか。

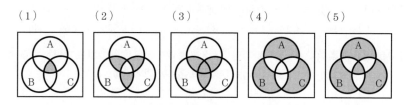

【PM 61】 10〜70 Hz の周波数成分から構成されるアナログ信号を AD 変換する。サンプリング周波数〔Hz〕の下限はどれか。

（1） 10　　（2） 20　　（3） 40　　（4） 70　　（5） 140

【PM 62】 電力 A の信号に電力 B の雑音が重畳しているとき，SN 比〔dB〕はどれか。

（1） $10 \log_{10} \dfrac{B}{A}$　　（2） $20 \log_{10} \dfrac{B}{A}$　　（3） $\log_{10} \dfrac{A}{B}$

　　　　（4）　$10 \log_{10} \dfrac{A}{B}$　　（5）　$20 \log_{10} \dfrac{A}{B}$

第31回（2018年）

【AM 27】　雑音対策について誤っているのはどれか。
　　（1）　信号の入力導線にシールド線を使用する。
　　（2）　入力導線をまとめると電磁誘導による交流雑音が軽減できる。
　　（3）　ディジタルフィルタは演算によって雑音を除去する。
　　（4）　不規則雑音の低減化には加算平均を使用する。
　　（5）　高周波雑音はハムフィルタで除去する。

【AM 56】　時分割多重方式（TDM）において，19 200 bps の伝送路で4チャネルの信号を通信したい。各チャネルの伝送速度の最大値〔byte/s〕はどれか。ただし，各チャネルの伝送速度は同一とする。
　　（1）　300　　（2）　600　　（3）　2 400　　（4）　4 800　　（5）　19 200

【AM 57】　図1と図2の伝達関数は等しい。図1中の伝達関数 $G(s)$ はどれか。ただし，s をラプラス変換の演算子とする。

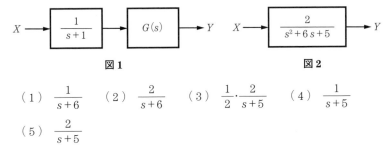

　　（1）　$\dfrac{1}{s+6}$　　（2）　$\dfrac{2}{s+6}$　　（3）　$\dfrac{1}{2} \cdot \dfrac{2}{s+5}$　　（4）　$\dfrac{1}{s+5}$
　　（5）　$\dfrac{2}{s+5}$

【AM 58】　コンピュータの入出力インタフェースについて正しいのはどれか。
　　（1）　IEEE1394 は無線 LAN の規格である。
　　（2）　USB はパラレルインタフェースである。
　　（3）　USB のデータ転送速度は RS-232C よりも速い。
　　（4）　シリアル ATA は複数のコンピュータ間の通信に使用される。
　　（5）　HDMI はコンピュータとハードディスクの接続に使用される。

【AM 59】　OS（オペレーティングシステム）の役割でないのはどれか。
　　（1）　メールの管理　　（2）　プロセスの制御　　（3）　メモリの管理
　　（4）　ユーザインタフェースの提供　　（5）　ファイルシステムの管理

【AM 60】 ランサムウェア対策として効果がないのはどれか。
　（1）　ファイルはすべて暗号化して保存する。
　（2）　不審な添付ファイルのついたメールは削除する。
　（3）　ウイルス対策ソフトの定義ファイルを更新する。
　（4）　OSを更新し脆弱性を解消する。
　（5）　重要なファイルは定期的にバックアップしておく。

【AM 61】 16進数の減算，C8－4Aの結果を16進数で表したのはどれか。
　（1）　78　　（2）　7E　　（3）　87　　（4）　88　　（5）　8E

【AM 62】 論理式 $X = A \cdot B + A \cdot C$ と等価な論理回路はどれか。

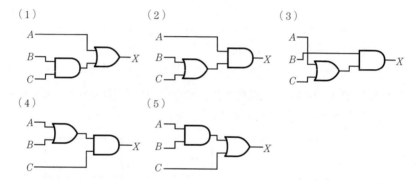

【AM 63】 移動平均法を使用する目的はどれか。
　（1）　変動を軽減して平滑化する。　　（2）　周期的な信号を検出する。
　（3）　波形の尖鋭度を求める。　　（4）　特定区間の面積を求める。
　（5）　周波数成分を求める。

【PM 43】 フェイルセーフはどれか。
　　a. 医療ガス配管端末器のピン方式
　　b. 電気メスの対極板コード断線検知機構
　　c. 麻酔器における酸素供給停止時の亜酸化窒素ガス遮断装置
　　d. IABP装置のバッテリ搭載
　　e. 心電図モニタの不整脈アラーム
　（1）　a, b　　（2）　a, e　　（3）　b, c　　（4）　c, d　　（5）　d, e

【PM 56】 図の変調方式はどれか。
(1) ASK　(2) FSK
(3) PSK　(4) PPM
(5) PWM

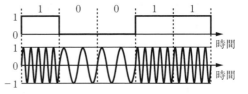

【PM 57】 コンピュータの構成要素で正しい組合せはどれか。
(1) OCR – 入力装置
(2) RAM – 制御装置
(3) RAID – 演算装置
(4) タッチパネル – 記憶装置
(5) USB フラッシュメモリ – 出力装置

【PM 58】 図のフローチャートでaに6を入力したとき，出力cはどれか。ただし，(a mod i) はaをiで割った余りを表す。
(1) 2
(2) 3
(3) 4
(4) 6
(5) 8

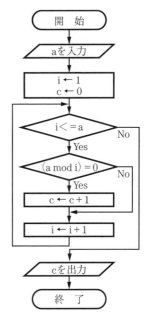

【PM 59】 コンピュータネットワークに関係する用語と説明との組合せで誤っているのはどれか。
(1) TCP/IP – インターネットで用いられる標準プロトコル
(2) FTP – ファイル転送のためのプロトコル
(3) HTTPS – 通信内容を暗号化した HTTP プロトコル
(4) SMTP – ネットワーク管理のためのプロトコル
(5) POP – 電子メールをサーバから取得するためのプロトコル

126　付　　　　　録

【PM 60】 文字Aをアスキーコードで表すと16進法で41である。文字Jを表すアスキーコードはどれか。

　　（1）49　（2）4A　（3）3B　（4）50　（5）51

【PM 61】 帯域が1〜100 Hzの信号を量子化ビット数8 bitでAD変換する。5秒間の信号を記録するのに最小限必要な容量〔byte〕はどれか。ただし，圧縮符号化は行わず，信号以外のデータは無視する。

　　（1）500　（2）1 000　（3）2 000　（4）4 000　（5）8 000

第32回（2019年）

【AM 26】 相対誤差1％の電流計と相対誤差2％の電圧計を用いて電力を測定する場合，電力の相対誤差は何％となるか。

　　（1）1　（2）2　（3）$\sqrt{5}$　（4）3　（5）5

【AM 56】 正しい組合せはどれか。
　　a．PSK - 位相偏移変調　　b．FSK - 周波数分割多重
　　c．PWM - パルス振幅変調　d．PPM - パルス幅変調
　　e．PCM - パルス符号変調

　　（1）a, b　（2）a, e　（3）b, c　（4）c, d　（5）d, e

【AM 57】 ブロック線図に示すシステムの時定数〔秒〕はどれか。ただし，sをラプラス変換の演算子とする。

　　（1）0.25
　　（2）0.5
　　（3）1.0
　　（4）2.0
　　（5）4.0

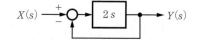

【AM 58】 パーソナルコンピュータのメモリの種類とその用途について正しい組合せはどれか。

　　（1）DRAM - メインメモリ
　　（2）EEPROM - RAID
　　（3）フラッシュメモリ - CPUのキャッシュメモリ
　　（4）マスクROM - SSD
　　（5）SRAM - 読出し専用メモリ

【AM 59】 コンピュータで問題を解くための手順を表す用語はどれか。
　　（1）モデリング　（2）アルゴリズム　（3）コンパイル

(4) コーディング　(5) デバッグ

【AM 60】2つの16進数 A8 と 2B の和を2進数で表したのはどれか。
(1) 11000011　(2) 11001001　(3) 11001010
(4) 11010011　(5) 11011001

【AM 61】各ピクセルの濃度が $2^{10}=1\,024$ 階調，1フレームの画像の大きさが $4\,000 \times 2\,000$ ピクセル，1秒間に50フレームのグレースケール動画像を，伝送速度40 Mbps の伝送路で滞留なく伝送したい。データ量は少なくとも何分の1に圧縮しなければならないか。
(1) 1/10　(2) 1/50　(3) 1/100　(4) 1/500　(5) 1/1 000

【AM 62】画像データの圧縮法について誤っているのはどれか。
(1) 可逆圧縮ではデータの冗長性を利用して圧縮を行う。
(2) 可逆圧縮では元の画質に復元できる。
(3) 非可逆圧縮では人間の視覚特性を利用している。
(4) 非可逆圧縮では圧縮率を上げると画像が劣化する。
(5) 可逆圧縮は非可逆圧縮より圧縮率を高くすることができる。

【AM 63】AD 変換について誤っているのはどれか。
(1) 標本化した信号を量子化する。
(2) 標本化周波数は信号に含まれる最高周波数の2倍以上必要である。
(3) 標本化周波数が低すぎると折り返し雑音が起こる。
(4) 量子化の分解能を上げるには量子化ビット数を増やす。
(5) 量子化雑音を低減するには標本化周波数を高くする。

【PM 43】フールプルーフはどれか。
a. 医療ガスボンベのヨーク形バルブ
b. 体外式ペースメーカの電源スイッチ
c. IABP 装置のガスリークアラーム機構
d. 体外式除細動器へのバッテリの搭載
e. 電気メスの対極板接触不良検知機構
(1) a, b　(2) a, e　(3) b, c　(4) c, d　(5) d, e

【PM 54】図のように接続された二つの増幅器において，A2の増幅度が 34 dB であるとき，V_1 [mV] はどれか。ただし，$\log_{10} 2 = 0.3$ とする。
(1) 2
(2) 5

(3) 20
(4) 50
(5) 200

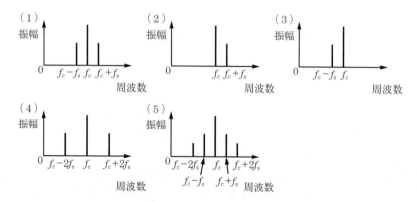

【PM 56】 周波数 f_c の搬送波（正弦波）を周波数 f_s の正弦波により AM 変調し，DSB（両側波帯）で送信するときの周波数スペクトルはどれか．

(1) 振幅　$f_c - f_s$　f_c　$f_c + f_s$　周波数
(2) 振幅　f_c　$f_c + f_s$　周波数
(3) 振幅　$f_c - f_s$　f_c　周波数
(4) 振幅　$f_c - 2f_s$　f_c　$f_c + 2f_s$　周波数
(5) 振幅　$f_c - 2f_s$　$f_c - f_s$　$f_c + f_s$　$f_c + 2f_s$　周波数

【PM 57】 プログラミング言語はどれか．
(1) Android　(2) DICOM　(3) Java　(4) GUI
(5) Linux

【PM 58】 外部からの不正アクセスを防ぐ目的で，インターネットと内部のネットワークやシステムの間に置く仕組みはどれか．
(1) スイッチングハブ　(2) ウイルスチェッカ
(3) ファイアウォール　(4) SSL（Secure Sockets Layer）
(5) スパイウェア

【PM 59】 図の回路に等価なのはどれか．
(1) OR
(2) AND
(3) NOR
(4) NOT
(5) NAND

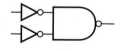

【PM 60】 帯域が 1～200 Hz のアナログ信号をサンプリングするとき，エイリアシングを起こさないサンプリング間隔の最大値〔ms〕はどれか．
(1) 1　(2) 1.25　(3) 2.5　(4) 5　(5) 10

【PM 61】 実効値 10 V の信号に実効値 1 V の雑音が重畳しているとき，SN 比〔dB〕はどれか。
(1) −20　(2) −10　(3) 0　(4) 10　(5) 20

第 33 回（2020 年）

【AM 56】 信号 $v(t) = 10 \sin(4\,000\pi t)$ で 1 000 kHz の搬送波を AM 変調するとき，被変調波の上側波の周波数〔kHz〕はどれか。ただし，時間 t の単位は秒とし，過変調は生じないものとする。
(1) 1 001　(2) 1 002　(3) 1 004　(4) 1 008　(5) 1 010

【AM 57】 図 1 の回路と等価であるブロック線図を図 2 に示す。図 2 の要素 A と B との組合せで正しいのはどれか。

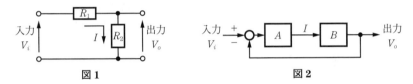

図 1　　図 2

(1) $A = 1/R_1,\ B = R_2$　　(2) $A = R_1,\ B = R_2$　　(3) $A = R_1 + R_2,\ B = R_2$
(4) $A = R_1,\ B = 1/R_2$　　(5) $A = R_1,\ B = R_1 + R_2$

【AM 58】 複数のハードディスクドライブをまとめて一台のドライブとして扱い，読み書きの高速化や耐障害性を持たせた装置はどれか。
(1) RAID　(2) DRAM　(3) OCR　(4) CPU　(5) SSD

【AM 59】 図のフローチャートで出力される p の値はどれか。
(1) 20
(2) 100
(3) 512
(4) 1024
(5) 2048

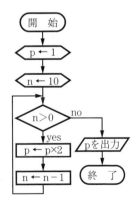

【AM 60】 医療画像の伝送，蓄積，取得などに関する国際規格の名称はどれか。
(1) DICOM　(2) HIS　(3) HL7　(4) PACS　(5) RIS

【AM 61】 論理式 $A \cdot \overline{(B+C)}$ を表すベン図はどれか。ただし，図中の網掛け部分が論理値 1 を表す。

（1）　　　（2）　　　（3）　　　（4）　　　（5）

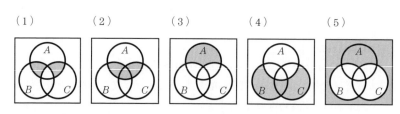

【AM 62】 静止画像に使われるフォーマットはどれか。
　　　　a. ASCII　b. JPEG　c. PNG　d. MPEG　e. Unicode
　　　（1） a, b　（2） a, e　（3） b, c　（4） c, d　（5） d, e

【AM 63】 1 枚 1 Mbyte のディジタル画像を 1 秒間に 100 枚伝送したい。最低限必要な伝送速度はどれか。ただし，画像以外のデータは無視し，圧縮符号化は行わないものとする。
　　　（1） 1 Mbps　（2） 10 Mbps　（3） 100 Mbps　（4） 1 Gbps
　　　（5） 10 Gbps

【PM 41】 ある機器の MTBF が 180 日，MTTR が 10 日であるとき，定常アベイラビリティはどれか。
　　　（1） 1/19　（2） 1/18　（3） 1/17　（4） 17/18　（5） 18/19

【PM 56】 信号に対して搬送波の振幅が変化するパルス変調はどれか。
　　　（1） PAM　（2） PFM　（3） PNM　（4） PPM　（5） PWM

【PM 57】 記憶装置について誤っているものはどれか。
　　　（1） フラッシュメモリは揮発性メモリの一種である。
　　　（2） ハードディスクは情報を磁気的に記録する。
　　　（3） RAM は記憶容量を変更することが出来る。
　　　（4） RAM は主記憶装置として使われる。
　　　（5） ROM は電源を切っても情報を保持する。

【PM 58】 IP アドレスについて誤っているのはどれか。
　　　（1） IPv4 は 8 ビットごとに 192.168.100.1 のように表記される。
　　　（2） ネットワークアドレス部とホストアドレス部で構成される。
　　　（3） グローバル IP アドレスは各国の政府機関で管理されている。
　　　（4） LAN 内のみで使えるアドレスをプライベート IP アドレスという。
　　　（5） 枯渇に対応して 128 ビットの IPv6 への移行が進められている。

【PM 59】 正しいのはどれか。
(1) データのバックアップは情報漏洩の防止に役立つ。
(2) 共通鍵暗号方式では鍵が壊れてもセキュリティ上問題ない。
(3) 情報セキュリティにおける完全性とは，情報が正確で改ざんされていないことをいう。
(4) オープンソースソフトウェアは，セキュリティ確保のためには使用すべきではない。
(5) 院内ネットワークにファイアウォールが導入されていれば，個人のPCを自由に接続してよい。

【PM 60】 $-1\,V$から$+1\,V$の電圧を量子化ビット数 10 bit で AD 変換する。電圧の分解能〔mV〕に最も近いのはどれか。
(1) 1.0　(2) 2.0　(3) 4.0　(4) 8.0　(5) 16.0

【PM 61】 生体時系列信号の解析法とその用途との組合せで正しいのはどれか。
(1) FFT - 視覚誘発電位の検出
(2) 加算平均 - パワースペクトルの導出
(3) 自己相関関数 - 折り返し雑音の抑制
(4) ローパスフィルタ - 周期的成分の抽出
(5) ハイパスフィルタ - 基線動揺の抑制

第 34 回（2021 年）

【AM 44】 信頼度 $r=0.3$ の要素を 4 個並列に結合した系の全体の信頼度はどれか。
(1) 0.01　(2) 0.24　(3) 0.60　(4) 0.76　(5) 0.99

【AM 56】 図の回路に対応する表はどれか。ただし，表中のLは回路内で0V，Hは5Vの電圧に対応するものとする。

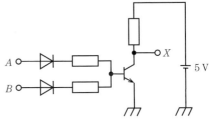

(1)			(2)			(3)			(4)			(5)		
A	B	X	A	B	X	A	B	X	A	B	X	A	B	X
L	L	L	L	L	L	L	L	H	L	L	L	L	L	H
L	H	L	L	H	H	L	H	H	L	H	H	L	H	L
H	L	L	H	L	H	H	L	H	H	L	H	H	L	L
H	H	H	H	H	L	H	H	L	H	H	L	H	H	L

【AM 57】 振幅変調について誤っているのはどれか。
（1） 搬送波に正弦波が用いられる。
（2） 占有帯域幅は変調波の周波数成分で決まる。
（3） 半波整流回路で復調できる。
（4） 変調度は1以下に設定する。
（5） 周波数変調に比べ雑音に強い。

【AM 58】 画像処理に特化して設計された装置はどれか。
（1） GPU（Graphics Processing Unit）
（2） VGA（Video Graphics Array）
（3） ALU（Arithmetic Logic Unit）
（4） MMU（Memory Management Unit）
（5） GUI（Graphical User Interface）

【AM 59】 情報セキュリティは機密性，完全性，可用性の3つの基本概念で整理できる。可用性を高めるのはどれか。
（1） 電子署名の使用　　（2） 2段階認証の使用
（3） ファイルの暗号化　（4） ハードウェアの二重化
（5） 廃棄メディアの細断処理

【AM 60】 非可逆圧縮が使用されるのはどれか。
a. 音声データ　　b. 静止画データ　　c. 動画データ
d. 機械語コード　e. テキストデータ
（1） a, b, c　（2） a, b, e　（3） a, d, e　（4） b, c, d
（5） c, d, e

【AM 61】 2進数01010101を3倍した2進数はどれか。
（1） 10000000　（2） 10101010　（3） 10101101　（4） 11101110
（5） 11111111

【AM 62】 帯域が1〜100 Hzのアナログ信号をサンプリングするとき，エイリアシングを起こさないサンプリング間隔の最大値〔ms〕はどれか。
（1） 1.25　（2） 2.5　（3） 5　（4） 10　（5） 20

【AM 63】 一次遅れ系の伝達関数 $G(s) = K/(1+Ts)$ における K をゲイン定数，T を時定数という。$H(s) = 18/(12s+3)$ のゲイン定数はどれか。ただし，s をラプラス変換の演算子とする。
（1） 3　（2） 4　（3） 6　（4） 12　（5） 18

【PM 26】 睡眠脳波計測中に筋電図が混入した。これを除去するために行う処理で正しいのはどれか。
　（1）　加算平均　（2）　移動平均　（3）　微分演算　（4）　自己相関
　（5）　フーリエ変換

【PM 54】 図の論理回路の X を示す論理式はどれか。
　（1）　$X = \overline{A}$
　（2）　$X = \overline{B}$
　（3）　$X = A + B$
　（4）　$X = \overline{A} + \overline{B}$
　（5）　$X = \overline{A + B}$

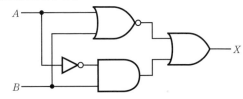

【PM 55】 19 200 bps の伝送路で時分割多重通信方式（TDM）により複数チャネルを同時通信する場合，すべてのチャネルが 300 byte/s 以上の伝送速度を確保可能なチャネル数の最大値はどれか。
　（1）　1　　（2）　2　　（3）　4　　（4）　8　　（5）　16

【PM 56】 CPU について誤っているのはどれか。
　（1）　演算ユニット，制御ユニット，一時記憶ユニットから構成される。
　（2）　主記憶装置から命令を読込んで解読し，実行する。
　（3）　マルチコア CPU では複数の処理を並列に実行することができる。
　（4）　64 ビット CPU では一度に処理するデータ長が 64 ビットである。
　（5）　CPU の構成が同じであれば，クロック周波数が低いほど処理速度が速い。

【PM 57】 図のフローチャートで，n に 5 を入力したとき出力される f の値はどれか。
　（1）　14
　（2）　15
　（3）　24
　（4）　40
　（5）　120

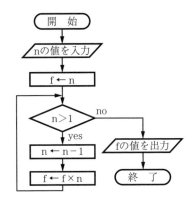

【PM 58】 標的型攻撃メールの特徴について誤っているのはどれか。
　（1）　特定組織（官公庁，企業，医療機関等）の機密情報の窃取を目的とする。
　（2）　件名，本文，添付ファイル名を業務に関連したものに偽装する。

134　付　　　　録

（3）　本文や添付ファイルに記載したリンク先にウイルスを仕込む．
（4）　組織が頻繁に利用するウェブサイトを改ざんしウイルスを仕込む．
（5）　大量のスパムメールを不特定多数に送信する．

【PM 59】16 進数の減算 4A－25 の結果を 10 進数で表したのはどれか．
　　　　（1）19　（2）25　（3）31　（4）37　（5）49

【PM 60】論理演算 $X \cdot Y$ を求める論理回路がある．
　　　　図のような X, Y を入力した時の出力はどれか．
　　　　（1）A
　　　　（2）B
　　　　（3）C
　　　　（4）D
　　　　（5）E

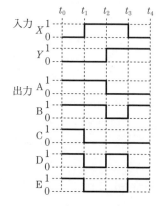

【PM 61】生体時系列信号の解析手法と用途の組合せで正しいのはどれか．
　　　　（1）ローパスフィルタ － 聴覚誘発電位の検出
　　　　（2）FFT － 周波数分析
　　　　（3）微分法 － 基線動揺の除去
　　　　（4）加算平均法 － 平滑化
　　　　（5）移動平均法 － 波形パターンの認識

【PM 62】図のブロック線図における全体の伝達関数はどれか．

（1）$\dfrac{G_1 + G_2}{1 - G_1 - G_2}$　　（2）$\dfrac{G_1 - G_2}{1 - G_1 - G_2}$

（3）$\dfrac{G_1 - G_2}{1 - G_1 + G_2}$　　（4）$\dfrac{G_1 - G_2}{1 + G_1 - G_2}$

（5）$\dfrac{G_1 + G_2}{1 + G_1 + G_2}$

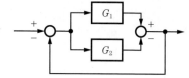

第 35 回（2022 年）

【AM 56】周波数 150 MHz の電波を最も効率よく受信できるアンテナの長さ〔m〕はどれか．
　　　　（1）0.5　（2）2.0　（3）3.0　（4）4.0　（5）5.0

【AM 57】2 進法を 16 進法に変換するとき，最下位桁から何桁ごとに区切って変換すればよいか．
　　　　（1）2　（2）3　（3）4　（4）5　（5）6

【AM 58】パーソナルコンピュータの主記憶装置に用いられるのはどれか．
　　　　（1）HDD　（2）SSD　（3）CD-ROM　（4）DRAM
　　　　（5）DVD-RAM

【AM 59】コンピュータネットワークに関係する用語と説明との組合せで誤っているのはどれか．
　　　　（1）TCP/IP - インターネットで用いられる標準プロトコル
　　　　（2）FTP - ファイル転送のためのプロトコル
　　　　（3）HTTPS - 通信内容を暗号化した HTTP プロトコル
　　　　（4）SMTP - ネットワーク管理のためのプロトコル
　　　　（5）POP - 電子メールをサーバから取得するためのプロトコル

【AM 60】ハブやスイッチなどの集線装置を中心に，複数台の情報機器を接続するネットワークトポロジーはどれか．
　　　　（1）バス型　（2）スター型　（3）リング型
　　　　（4）ピアツーピア型　（5）メッシュ型

【AM 61】コンピュータのロックやファイルの暗号化を引き起こし，復元を条件に金銭を要求するマルウェアはどれか．
　　　　（1）ワーム　（2）ボット　（3）トロイの木馬
　　　　（4）スパイウェア　（5）ランサムウェア

【AM 62】患者管理や検査報告など，医療情報交換のための標準規約はどれか．
　　　　（1）DICOM　（2）HL7　（3）MFER　（4）PACS　（5）RIS

【AM 63】生体をシステムとしてみたときの特徴について誤っているのはどれか．
　　　　（1）フィードバック制御系を持つ．
　　　　（2）広い範囲で入力と出力が比例する．
　　　　（3）機能不全の一部を保管する能力がある．
　　　　（4）環境からの外乱に適応する能力がある．
　　　　（5）学習により性能を向上させることができる．

【PM 26】信号処理の方法と目的との組合せで正しいのはどれか．
　　　　（1）微分演算 - 高周波成分の除去
　　　　（2）移動平均 - 周波数スペクトルの解析

（3）　自己相関関数－信号的周期の抽出
　　　（4）　フーリエ変換－エイリアシングの除去
　　　（5）　ウェーブレット変換－SN 比の改善

【PM 44】　ある機器の信頼度を調査したところ，20 回のうち 19 回使用できた。同時に使用するもう 1 台の機器は 10 回のうち 8 回使用できた。この 2 台を同時に使用できる確率はどれか。
　　　（1）　0.99　　（2）　0.95　　（3）　0.88　　（4）　0.80　　（5）　0.76

【PM 55】　図の論理回路を論理式で表したのはどれか。
　　　（1）　$F = A \cdot B$　　（2）　$F = A + B$
　　　（3）　$F = \overline{A} \cdot \overline{B}$　　（4）　$F = \overline{A} + \overline{B}$
　　　（5）　$F = \overline{A + B}$

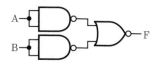

【PM 56】　信号波の振幅に応じてパルス波の幅（デューティ比）を変化させる変調方式はどれか。
　　　（1）　PAM　　（2）　PWM　　（3）　PPM　　（4）　PCM　　（5）　PFM

【PM 57】　1 ピクセルが赤，緑，青の各色 256 階調で構成されている縦 1 024 ピクセル，横 1 024 ピクセルのカラー画像 1 枚のデータ量〔Mbyte〕はどれか。ただし，画像以外のデータは無視し，圧縮符号化は行わないものとする。
　　　（1）　1　　（2）　3　　（3）　24　　（4）　256　　（5）　768

【PM 58】　図は入力値の平均を求めるフローチャートである。（a），（b）に入る組合せはどれか。
　　　（1）　（a）　n ← n+x　　（b）　s ← s+1
　　　（2）　（a）　n ← n+n　　（b）　s ← s+n
　　　（3）　（a）　n ← n+1　　（b）　s ← s+x
　　　（4）　（a）　n ← n+s　　（b）　s ← x+1
　　　（5）　（a）　n ← n+x　　（b）　s ← s+s

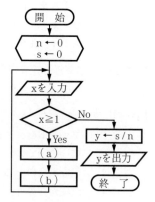

【PM 59】　クライアントサーバシステムについて誤っているのはどれか。
　　　（1）　サービスを提供する側をサーバという。
　　　（2）　サーバの障害はシステム全体に影響する。
　　　（3）　クライアントの増加はサーバの負荷を軽減させる。

(4) Webブラウザはクライアントソフトである。
(5) 電子メールの配送はメールサーバが行う。

【PM 60】 施設内でUSBメモリを使用する際のリスクに該当しないのはどれか。
(1) 紛失　(2) 情報の不正持ち出し　(3) 故意による情報消失
(4) 不正ソフトウェアの持ち込み　(5) フィッシングによる情報漏洩

【PM 61】 バイオメトリクス認証はどれか。
a. 指紋で認証する。
b. ワンタイムパスワードで認証する。
c. 画面に表示された9点の一部を一筆書きで結ぶ。
d. 「秘密の質問」に答える。
e. 虹彩パターンで認証する。
(1) a, b　(2) a, e　(3) b, c　(4) c, d　(5) d, e

【PM 62】 図のシステム関数 (Y/X) はどれか。
(1) $2s$　(2) $\dfrac{1}{2s}$　(3) $\dfrac{1}{1+2s}$
(4) $\dfrac{1}{1+s}$　(5) $\dfrac{2}{2+s}$

第36回（2023年）

【AM 26】 誤差率2%の抵抗器の両端電圧を誤差率4%の電圧計で測定した。測定結果から産出した電流値に含まれる最大の誤差（誤差率〔%〕）に最も近いのはどれか。
(1) 2　(2) 3　(3) 4　(4) 6　(5) 8

【AM 44】 フェイルセーフはどれか。
a. 麻酔器の酸素供給停止時の亜酸化窒素ガス遮断装置
b. 電気メスの対極板コード遮断検知機構
c. 医療ガス配管端末器のピン方式
d. 心電図モニタの不整脈アラーム
e. IABP装置のバッテリ搭載
(1) a, b　(2) a, e　(3) b, c　(4) c, d　(5) d, e

【AM 55】 図の論理回路と真理値表が対応するとき，F に入る論理演算はどれか。

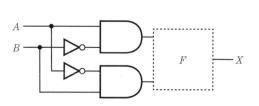

入力		出力
A	B	X
0	0	1
0	1	0
1	0	0
1	1	1

（1） AND （2） OR （3） NAND （4） NOR （5） XOR

【AM 56】 図のようなアンテナはどれか。

（1） ロッド
（2） アダプティブアレイ
（3） 八木
（4） パラボラ
（5） ダイポール

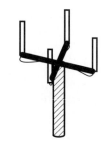

【AM 57】 16進数 B8 と 9C の和を 16 進数で表したのはどれか。
（1） 154 （2） 1E4 （3） 220 （4） 244 （5） 340

【AM 58】 USB Type-C のポート形状はどれか。

（1）　　　　（2）　　　　（3）　　　　（4）　　　　（5）

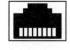   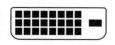

【AM 59】 正しい組合せはどれか。
（1） オペレーティングシステム － Safari
（2） アプリケーションソフトウェア － Android
（3） プログラミング言語 － Python
（4） データベース管理システム － JavaScript
（5） Web ブラウザ － mySQL

【AM 60】 サーバとその役割との組合せで正しいのはどれか。
a. SMTP サーバ － Web アプリケーションの提供
b. DNS サーバ － ファイルの転送
c. FTP サーバ － ドメイン名の IP アドレスへの変換

d. Web サーバ - HTML ファイルの公開
e. DB サーバ - データベースの一元管理
（1） a, b　（2） a, e　（3） b, c　（4） c, d　（5） d, e

【AM 61】 Web サイトに短時間に大量アクセスし，過負荷を与えることでサービスを停止させるのはどれか。
（1） DoS 攻撃　（2） ランサムウェア　（3） フィッシング
（4） インジェクション攻撃　（5） 標的型攻撃

【AM 62】 病院情報システムについて誤っているのはどれか。
a. システムを利用するためには医師の許可が必要である。
b. 診療情報を印刷して保存することが規定されている。
c. 透析支援システムは部門システムである。
d. クラウド型の電子カルテシステムが認められている。
e. 医師の指示はオーダエントリーシステムに記録される。
（1） a, b　（2） a, e　（3） b, c　（4） c, d　（5） d, e

【AM 63】 図のシステムの伝達関数 (Y/X) はどれか。

（1） $\dfrac{G_1}{1+G_1G_2+G_2G_3}$

（2） $\dfrac{G_1}{1+G_1G_2+G_1G_3}$

（3） $\dfrac{G_1G_2}{1+G_1G_2+G_2G_3}$

（4） $\dfrac{G_1G_2}{1+G_1G_2+G_1G_3}$

（5） $\dfrac{G_1G_3}{1+G_1G_2+G_1G_3}$

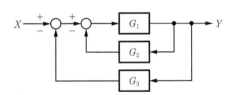

【PM 25】 心電図の計測で商用交流雑音対策に用いられるのはどれか。
a. 移動平均処理　b. 加算平均処理　c. 差動増幅器
d. ハムフィルタ　e. AC ラインフィルタ
（1） a, b　（2） a, e　（3） b, c　（4） c, d　（5） d, e

【PM 43】 ある ME 機器の定常アベイラビリティが 0.9，MTTR が 20 日のとき，MTBF〔日〕はどれか。
（1） 100　（2） 130　（3） 180　（4） 220　（5） 310

【PM 55】 AD 変換について正しいのはどれか。

a. フラッシュ型 AD 変換器は高速変換に不向きである。
b. 量子化ビット数を増やすと量子化誤差が小さくなる。
c. 10 kHz の信号を 20 kHz より低い周波数で標本化すると，元の信号を復元できない。
d. 多チャンネル同時 AD 変換には，標本化保存（サンプルホールド）回路を用いる。
e. LSB に対応した電圧が大きいほど量子化誤差が小さい。

（1） a, b, c　　（2） a, b, e　　（3） a, d, e　　（4） b, c, d
（5） c, d, e

【PM 56】輝度分解能が 8 bit で，画素数 10 000×10 000 で構成された画像がある。この画像 10 枚を 1 Gbps の伝送路で伝送するために必要な最短時間〔s〕はどれか。ただし，伝送時に圧縮符号化等の処理を行わず，画像構成データ以外のデータは無視する。

（1） 0.1　　（2） 0.8　　（3） 1　　（4） 8　　（5） 10

【PM 57】図の網掛け部分に対応する論理式はどれか。ただし，図中の網掛け部分は論理値の 1 を表す。

（1） $\overline{A} \cdot (B+C)$　　（2） $A \cdot \overline{(B+C)}$
（3） $A + \overline{B} \cdot \overline{C}$　　（4） $\overline{A} \cdot (\overline{B} + \overline{C})$
（5） $A \cdot (B \cdot \overline{C} + \overline{B} \cdot C)$

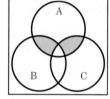

【PM 58】配列 a の初期値が

a[0] a[1] a[2] a[3] a[4]
| 49 | 17 | 38 | 55 | 26 |

であるとき，図のフローチャートの手順を適用した後の配列 a の値はどれか。

a[0] a[1] a[2] a[3] a[4]
（1） | 17 | 26 | 38 | 49 | 55 |
（2） | 55 | 49 | 38 | 26 | 17 |
（3） | 26 | 17 | 38 | 55 | 49 |
（4） | 17 | 38 | 49 | 26 | 55 |
（5） | 49 | 38 | 55 | 26 | 17 |

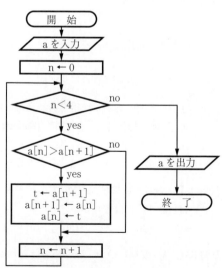

【PM 59】 病院内にある業務システムを，インターネット上でソフトウェアを利用するクラウドサービス SaaS (Software as a Service) に移行する際の利点はどれか。
　a. 導入時の費用負担だけで済む。
　b. 保守・管理業務の負担が少なくなる。
　c. 導入後の利用量の増大に対応しやすい。
　d. カスタマイズの自由度が増える。
　e. ネットワーク障害に強くなる。
　（1） a, b　　（2） a, e　　（3） b, c　　（4） c, d　　（5） d, e

【PM 60】 情報セキュリティ対策に使われるファイアウォールの機能はどれか。
　（1） 外部ネットワークと内部ネットワーク間で特定の通信だけを許可する。
　（2） 脆弱性の発見された内部システムのソフトウェアを自動更新する。
　（3） 内部ネットワークへの接続時にパスワードを要求する。
　（4） 通信パケットに含まれるウイルスを駆除する。
　（5） 暗号化された通信だけを許可する。

【PM 61】 医療画像の保存や通信に使用する規格はどれか。
　（1） DICOM　　（2） POP3　　（3） MFER　　（4） ICD-11
　（5） HL7

【PM 62】 システムの伝達特性でないのはどれか。
　（1） 時定数　　（2） ゲイン　　（3） ステップ応答
　（4） インパルス応答　　（5） ナイキスト周波数

第37回（2024年）

【AM 56】 誤っているのはどれか。
　（1） 無線通信は主に電波を用いる。
　（2） アナログ通信は伝送路で信号が減衰する。
　（3） 光ファイバはコアとクラッドで構成される。
　（4） ディジタル通信はアナログ通信に比べて雑音に強い。
　（5） 同軸ケーブルは電線を2本対で撚り合わせたケーブルである。

【AM 57】 日本語文字を含み世界中の文字を集めた文字集合に対応する文字コードはどれか。
　（1） ASCII　　（2） JIS コード　　（3） Unicode
　（4） シフト JIS コード　　（5） EUC-JP

【AM 58】 0～8 mV の範囲で動作する 12 bit の AD 変換器がある。およその分解能

〔μV〕はどれか。
(1) 1　　(2) 2　　(3) 4　　(4) 8　　(5) 16

【AM 59】 図の網掛け部分を表す論理式はどれか。

(1) $A \cdot \overline{B} \cdot C + \overline{A} \cdot B \cdot C$
(2) $(A \cdot B + \overline{A} \cdot \overline{B}) \cdot C$
(3) $(A \cdot B + \overline{A} \cdot B) \cdot \overline{C}$
(4) $(A + B) \cdot (\overline{A} + \overline{B}) \cdot \overline{C}$
(5) $(A + B) \cdot (\overline{A} + \overline{B}) \cdot C$

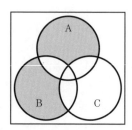

【AM 60】 無線 LAN について正しいのはどれか。
a. 通信規格は IEEE802.11 シリーズで規定されている。
b. 同じ周波数帯域を使用する電波利用機器がある。
c. 各チャネルの中心周波数は同じである。
d. 一つのアクセスポイントに接続できる無線通信端末は 1 台である。
e. 暗号化方式として WPA（Wi-Fi Protected Access）がある。
(1) a, b, c　　(2) a, b, e　　(3) a, d, e　　(4) b, c, d
(5) c, d, e

【AM 61】 インターネットにおいてコンピュータ間のデータ通信を可能にするためのプロトコル群で，通信をパケット化して送受信を行う目的で使用されるのはどれか。
(1) TCP/IP　　(2) HTTPS　　(3) SMTP　　(4) POP3
(5) FTP

【AM 62】 CPU の計算処理において，データや命令を CPU に高速に取り込むために一時的に使用する記憶装置はどれか。
(1) メインメモリ　　(2) キャッシュメモリ
(3) フラッシュメモリ　　(4) ハードディスクドライブ（HDD）
(5) ソリッドステートドライブ（SSD）

【PM 26】 1 mV の信号に 50 μV の雑音が重畳しているとき SN 比〔dB〕はどれか。
ただし，$\log_{10} 2 = 0.3$ とする。
(1) 13　　(2) 23　　(3) 26　　(4) 40　　(5) 46

【PM 55】 図の回路と等価な論理式はどれか。
(1) $X = A \cdot B + C$
(2) $X = A \cdot B + \overline{C}$

(3) $X = (\overline{A} + \overline{B}) \cdot C$
(4) $X = (A + B) \cdot C$
(5) $X = (A + B) \cdot \overline{C}$

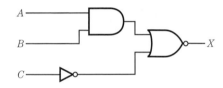

【PM 56】 正しいのはどれか。
(1) ダイポールアンテナは送信専用である。
(2) パターンアンテナは小型化が困難である。
(3) ロッドアンテナは指向性がある。
(4) チップアンテナは小型になるほど高感度となる。
(5) ダイバーシティアンテナはフェージング対策に優れている。

【PM 57】 USB について正しいのはどれか。
a. ポートの形状は HDMI と同じである。
b. データ転送はパラレル方式である。
c. 入出力装置に電力供給ができる。
d. ホットプラグインに対応する。
e. ハブを用いてポートを増設できる。
(1) a, b, c　　(2) a, b, e　　(3) a, d, e　　(4) b, c, d
(5) c, d, e

【PM 58】 ソフトウェアについて正しいのはどれか。
(1) 組込みソフトウェアは電気機器に内蔵される。
(2) ミドルウェアはハードウェアを管理・制御する。
(3) 応用ソフトウェアは OS とアプリケーションを仲介する。
(4) DBMS（Data Base Management System）は入出力機器を制御する。
(5) OS はデータベースを管理する。

【PM 59】 SaaS（Software as a Service）型 ME 機器管理システムの利用開始に伴い, 医療施設内で必須となるものはどれか。
a. クライアント端末の準備
b. システム専用サーバの設置
c. サーバアプリケーションのインストール
d. バックアップ用記憶装置の設置
e. インターネットに接続できる環境の整備
(1) a, b　　(2) a, e　　(3) b, c　　(4) c, d　　(5) d, e

【PM 60】 情報セキュリティの基本概念としての可用性（availability）を維持するのはどれか。
（1） 情報の変更履歴の保存　　（2） 二段間認証によるログイン
（3） 情報の外部への持ち出し禁止　（4） UPSによるサーバの電源確保
（5） 電子署名によるなりすまし防止

【PM 61】 マルウェアの説明で正しいのはどれか。
（1） コンピュータウイルスの侵入を防ぐためのソフトウェアである。
（2） 不正アクセスを防止するためのソフトウェアである。
（3） システムに侵入し悪意ある活動をするソフトウェアである。
（4） ユーザ評価の低いソフトウェアである。
（5） システムの利用ログを記録するソフトウェアである。

【PM 62】 図のブロック線図の伝達関数はどれか。

（1） $\dfrac{K_1 K_2}{s(s+1)}$　　（2） $\dfrac{K_1}{s(s+1)K_2}$

（3） $\dfrac{K_1}{s(s+1)+K_1 K_2}$　（4） $\dfrac{K_1 K_2}{s(s+1)-K_1 K_2}$

（5） $\dfrac{s(s+1)}{s(s+1)+K_1 K_2}$

B.2 解答・解説
第 25 回（2012 年）

【AM 26】（5）
　　単純に足せばよい。

【AM 27】（2）
　　（2）ハムノイズは商用電源（50 Hz または 60 Hz）に起因するノイズ。

【AM 43】（3）
　　本文例題 6.3。

【AM 55】（2）
　　本文例題 5.1。

【AM 56】（1）

【AM 57】（2）
　　本文例題 8.5。

【AM 58】（2）
　　RGB 各色を 8 bit，つまり 1 byte で表しているので 1 画素につき 3 byte のデータ量が必要。画素数は $1\,000 \times 1\,000 = 1\,000\,000$ なので全体のデータ量は $3\,000\,000$ byte である。

【AM 59】（1）
　　図のように A, B, C, D を定めて真理値表を書いてみると OR 回路であることがわかる。論理式を書くと次のようになる。
　　$\overline{\overline{A} \cdot \overline{B}} = A + B = \text{OR}$

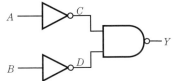

A	B	C	D	$\overline{Y}$
0	0	1	1	0
0	1	1	0	1
1	0	0	1	1
1	1	0	0	1

【AM 60】（1）
　　$A \cdot B + A \cdot \overline{B}$ の真理値表を作ると右のようになる。これが 1 になる条件は（1）$A = 1$ のときである。

A	B	$\overline{B}$	$A \cdot B$	$A \cdot \overline{B}$	$A \cdot B + A \cdot \overline{B}$
0	0	1	0	0	0
0	1	0	0	0	0
1	0	1	0	1	1
1	1	0	1	0	1

【AM 61】　（ 5 ）
　　$2^8 = 256$ であるから 8 ビットあればよい。

【PM 57】　（ 1 ）

【PM 58】　（ 2 ）
　　（ 1 ）　ホームページの URL　　（ 3 ）　電子メールアドレス
　　（ 4 ）　MAC アドレス　　　　　（ 5 ）　ディレクトリ

【PM 59】　（ 3 ）

【PM 60】　（ 3 ）
　　本文例題 2.6。

【PM 61】　（ 4 ）
　　本文例題 2.1。

【PM 62】　（ 5 ）

【PM 63】　（ 2 ）
　　システムは図のように書き換えられる（といっても約分して分母の順番を変えただけ）。一般に一次遅れ系は $K/(Ts+1)$ と表され，K がゲイン，T が時定数である。

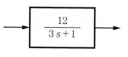

第 26 回（2013 年）

【AM 43】　（ 5 ）
　　$1-(1-0.8)\times(1-0.8)\times(1-0.8)=0.992$

【AM 55】　（ 2 ）
　　本文例題 5.3。

【AM 56】　（ 2 ）

【AM 57】　（ 4 ）
　　① 　SUM = 0, CNT = 1
　　判断部分で CNT ≦ 5 が yes なので SUM は 2 増えて SUM = 2，CNT は 1 増えて CNT = 2。
　　② 　SUM = 2, CNT = 2
　　このループが終わるとき SUM = 4，CNT = 3。
　　③ 　SUM = 4, CNT = 3
　　このループが終わるとき SUM = 6，CNT = 4。

④ SUM＝6, CNT＝4
　このループが終わるとき SUM＝8, CNT＝5。
⑤ SUM＝8, CNT＝5
　このループが終わるとき SUM＝10, CNT＝6。
⑤ SUM＝10, CNT＝6
　判断部分で CNT≦5 が no なので終了。このとき SUM＝10, CNT＝6。

【AM 58】（5）
　16 進数で足してから結果を 10 進法に直してもいいし，二つの数を 10 進法に直してから足してもよい。ここでは後者でやってみよう。1A（16 進法）

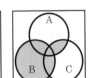

は 16 が 1 個と 1 が A（＝10）個なので 10 進法で 26 を表す。同様に 15（16 進法）は 16 が 1 個と 1 が 5 個なので 10 進法で 21 を表す。合計で 47 である。

【AM 59】（1）
　（A かつ B）または（A かつ C）なので（A・B）＋（A・C）＝A・(B＋C)。

（2）B・(A＋C)　（3）A＋B・C　（4）B＋A・C　（5）C＋A・B

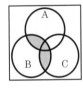 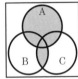 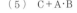 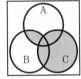

【AM 60】（2）
　12 bit あれば 8 V を 2^{12}＝4 096 通りに分解できる。8 V/4 096 だが簡単に 8 V/4 000＝2 mV。

【AM 61】（1）
　周期 2 秒，すなわち周波数は 0.5 Hz であるから，0.5 Hz のところに信号が現れる。

【AM 62】（4）
　本文例題 4.1。

【PM 44】（5）
　フールプルーフとは，悪意がない限り失敗しようとしても失敗できないような仕組み。

【PM 56】（2）

本文例題 5.2。

【PM 57】（3）

元信号の最大周波数の2倍のサンプリング周波数でサンプリングしなければならない。本問では 2 kHz のサンプリング周波数が必要。そのときのサンプリング間隔は 0.5〔ms〕。

【PM 58】（5）

【PM 59】（4）

【PM 60】（3）

4 階調を記録するには 2 ビット必要（$2^2=4$）。これが 400 万画素あるなら 800 万ビット必要になる。256 階調を記録するには 8 ビット必要（$2^8=256$）。これが 100 万画素あるなら 800 万ビット必要になる。つまり必要メモリは同じ（1 倍）。

【PM 61】（4）

ABCD を設定して真理値表を作る。$X \neq Y$ のときに $Z=1$ となることがわかる。

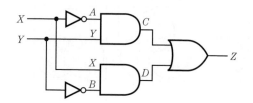

X	Y	A	B	C	D	Z
0	0	1	1	0	0	0
0	1	1	0	1	0	1
1	0	0	1	0	1	1
1	1	0	0	0	0	0

【PM 62】（5）

a. 逆ではなく普通のフーリエ変換
b. $\omega = 2\pi f$

第 27 回（2014 年）

【AM 26】（1）

正しくは
（2）SN 比改善 – 加算平均　（3）信号平滑化 – スプライン補完
（4）輪郭強調 – 微分演算　（5）面積計算 – 積分演算

【AM 43】（5）

アベイラビリティ = MTBF/(MTBF + MTTF) = 180/(180 + 10) = 18/19。

【AM 54】（5）

　　A, B はベースで，このどちらかに電圧がかかるとコレクタに電流が流れる。そのとき Y の電圧は 0 である。A, B ともに 0 のときコレクタには電流が流れず，そのとき Y の電圧は右の電池の電圧になる。

【AM 55】（2）

　　AM 変調では搬送波±信号波で考える。本問では信号波周波数が 1 kHz なので帯域幅は 2 kHz である。通信に使用できる周波数帯域が 100 kHz なので 100 kHz/2 kHz＝50 チャネルが伝送可能である。

【AM 56】（2）

【AM 57】（5）

【AM 58】（1）

　　bps は bits per second で 1 秒間に伝送できるビット数である。64 Mbps は 8 Mbyte per second で 1 秒間に 8 MByte の情報を伝送できる。1 枚 1 Mbyte の画像なら 8 枚伝送できる。

【AM 59】（5）

　　6（16 進数）＝0110（2 進数），3（16 進数）＝0011（2 進数）なので，63（16 進数）＝01100011（2 進数）。

【AM 60】（5）

　　本文例題 2.8。

【AM 61】（3）

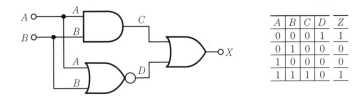

【AM 62】（5）

　a. シーケンス制御：結果をフィードバックせずに決められた順序で制御を進めていく
　b. 同期加算：同じ手順で得られたデータを加算平均していく
　c. 分散分析：分析法の一種

150　付　　　　　録

　　d. インパルス応答：システムに瞬間的に大きな入力を入れたときの挙動
　　e. 周波数応答：システムに入力する信号の周波数を変えていったときの挙動

【PM 44】（3）
　　本文例題 6.5。

【PM 57】（4）
　　本文例題 5.4。

【PM 58】（4）
　　本文例題 7.2。

【PM 59】（5）
　　$10\,\mathrm{G} = 10 \times 10^9$。$10\,\mathrm{M} = 10 \times 10^6$。$10\,\mathrm{G}/10\,\mathrm{M} = 1 \times 10^3$。

【PM 60】（1）
　　A と B のどちらも 1 のときだけ出力 C が 1 になっている。

【PM 61】（4）
　　信号の最大周波数の 2 倍以上。

【PM 62】（4）
　　2 000 分割。そのためには 11 ビット（$2^{11} = 2\,048$）が必要。

【PM 63】（2）
　　第 26 回（2013 年）【AM 62】とほぼ同じ。フィードバック部分は何もなくて単に線で結ばれているだけだが，その部分の伝達関数は 1 と考えればよい。

第 28 回（2015 年）

【AM 45】（4）
　　B さんの信頼度を R とすると $1 - (1 - 0.7) \times (1 - R) = 0.97$。ここから $R = 0.9$。

【AM 57】（2）
　　b. PSK（Phase Shift Keying）- 位相偏移変調
　　　パルス偏移変調は PPM（Pulse Position Modulation）
　　c. TDM（Time Division Multiplexing）- 時分割多重
　　　波長分割多重は WDM（Wavelength Division Multiplexing）
　　d. CDMA（Code Division Multiple Access）- 符号分割多元接続
　　　パルス符号変調は PCM（Pulse Code Modulation）

【AM 58】（5）
（1）プログラミング言語　（2）中央演算装置　（3）画像形式
（4）OS

【AM 59】（4）
① CNT＝0, SUM＝0, A＝2
判断部分で SUM＜5 が yes なので CNT は 1 増えて CNT＝1，SUM は 2 増えて SUM＝2。
② CNT＝1, SUM＝2
このループが終わるとき CNT＝2，SUM＝4。
③ CNT＝2, SUM＝4
このループが終わるとき CNT＝3，SUM＝6。
④ CNT＝3, SUM＝6
判断部分で SUM＜5 が no なので終了。このとき CNT＝3, SUM＝6。

【AM 60】（4）
$100\,k＝100×10^3$。$9\,M＝9×10^6$。$9\,M/100\,k＝90$。

【AM 61】（3）
10.01（2進数）は図のような構成である。したがって，10進数で表すと $1×2^1＋0×2^0＋0×2^{-1}＋1×2^{-2}＝2.25$。同様に 111.11（2進数）は 7.75。2進数で計算して $10.01＋111.11＝1010.00$ としてから 10 進数に直してもよい。

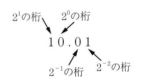

【AM 62】（4）
A, B どちらか一方のみ 1 のとき出力が 1 になる。

【AM 63】（2）
10 ビット（$2^{10}＝1\,024$）。わかりやすく 1 000 で考えてよいだろう。$-1\,V$〜$1\,V$ の 2 V を 1 000 分割すると分解能は 2 mV。

【PM 55】（4）
（4）PAM（Pulse Amplitude Modulation）- パルス振幅変調

【PM 56】（2）
（2）OCR（Optical Character Reader）：画像データの文字部分を認識して文字データに変換する機能，またはそれを行う装置

【PM 57】（3）
　　　　a, d, e は OS ではなくアプリケーションソフトの仕事。

【PM 58】（2）

【PM 59】（3）
　　　　右表参照。

a.

A	B	C
0	0	0
0	1	1
1	0	0
1	1	0

d.

A	B	C
0	0	0
0	1	0
1	0	1
1	1	0

e.

A	B	C
0	0	0
0	1	1
1	0	1
1	1	1

【PM 60】（2）
　　　　AD 変換しようとする信号の最大周波数の 2 倍以上が必要。本問では 1 kHz の 2 倍の 2 kHz 以上のサンプリング周波数が必要で，その周期（サンプリング間隔）は 0.5 ms 以下。

【PM 61】（1）
　　　　c. パワースペクトルからは信号の大きさはわかるが位相はわからない。
　　　　d. 基本波は同じだが高調波のパワースペクトルが異なる。
　　　　e. 周波数を変えても振幅が同じならパワースペクトルのパワーは同じ。

【PM 62】（4）
　　　　本文例題 4.3。

第 29 回（2016 年）

【AM 27】（3）
　　　　（3）移動平均は高周波雑音の除去に使われる。

【AM 56】（3）
　　　　a. FSK（Frequency Shift Keying）- 周波数偏移変調
　　　　　振幅偏移変調は ASK（Amplitude Shift Keying）
　　　　d. TDM（Time Division Multiplexing）- 時分割多重
　　　　　周波数分割多重は FDM（Frequency Division Multiplexing）
　　　　e. FDM-FDM（Frequency Division Multiplexing）
　　　　　波長分割多重は WDM（Wavelength Division Multiplexing）

【AM 57】（4）
　　　　（4）フラッシュメモリは不揮発性メモリの一種である。USB メモリなど。

【AM 58】（4）

① $X=1$, $Y=0$, $Z=0$, CNT$=0$
判断部分で CNT＜4 が yes なので $Z=X+Y=1$, $Y=X=1$, $X=Z=1$, CNT は 1 増えて CNT$=1$。

② $X=1$, $Y=1$, $Z=1$, CNT$=1$
判断部分で CNT＜4 が yes なので $Z=X+Y=2$, $Y=X=1$, $X=Z=2$, CNT は 1 増えて CNT$=2$。

③ $X=2$, $Y=1$, $Z=2$, CNT$=2$
判断部分で CNT＜4 が yes なので $Z=X+Y=3$, $Y=X=2$, $X=Z=3$, CNT は 1 増えて CNT$=3$。

④ $X=3$, $Y=2$, $Z=3$, CNT$=3$
判断部分で CNT＜4 が yes なので $Z=X+Y=5$, $Y=X=3$, $X=Z=5$, CNT は 1 増えて CNT$=4$。

⑤ $X=5$, $Y=3$, $Z=5$, CNT$=4$
判断部分で CNT＜4 が no なので $Z=5$ を出力して終了。

【AM 59】（2）

【AM 60】（4）

2進数で積を計算するのは難しいので，面倒でも10進法に直して積を計算してから答を2進数に直すという方法をとるとよい。1100（2進数）＝12（10進数），11（2進数）＝3（10進数）。$12\times3=36$。$36=1\times2^5+1\times2^2$ なので 36（10進数）＝100100（2進数）。

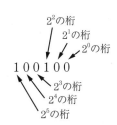

【AM 61】（5）

AND, NAND, OR, NOR, EXOR は基本演算なので迷うことのないように。

【AM 62】（2）

12 bit あれば $2^{12}=4\,096$ 通りの分割が可能。簡単のために 4 000 で計算すると分解能は 5 V/4 000＝1.25 mV。

【PM 44】（4）

A は 10 回に 1 回は使用できない → 10 回に 9 回は使用できる → 信頼度 0.9。同様に B の信頼度は 0.8。並列使用なので目的が達成できる確率（全体の信頼度）は $1-(1-0.9)\times(1-0.8)=0.98$。

【PM 56】（5）

第 26 回（2013 年）【PM 56】参照。$v(t) = 3\sin(2\,000\,\pi t)$ の周波数は 1 000 Hz（= 1 kHz）。被変調波の上下側波の周波数は 1 000 kHz ± 1 kHz。

【PM 57】（3）

【PM 58】（4）

    a. CSMA/CD：通信規格　　b. HTTP：ウェブページ
    e. SMTP/POP：電子メール

【PM 59】（3）

最高周波数（本問では 4 kHz）の 2 倍の 8 kHz のサンプリング周波数が必要。つまり 1 秒間に 8 000 回 AD 変換しなければならない。1 回の AD 変換で 12 bit 使うので 1 秒間では 8 000 × 12 = 96 000 bit = 96 kbit 必要。

【PM 60】（2）

$X \cdot Y$ とは NAND である。$X = Y = 1$ のときだけ $X \cdot Y = 0$ でそれ以外では $X \cdot Y = 1$ となる。そのようになっているのは B である。

【PM 61】（5）

本文例題 2.4。

【PM 62】（4）

第 26 回（2013 年）【AM 62】参照。

第 30 回（2017 年）

【AM 26】（1）

本文例題 2.5。

【AM 43】（4）

本文例題 6.6。

【AM 56】（1）

（1）ASK（Amplitude Shift Keying）- 振幅偏移変調

【AM 57】（1）

破線部分の伝達関数は $G_1/(1 + G_1 \cdot G_2)$。
全体の伝達関数は下式。
これを整理する。

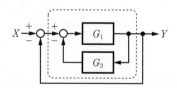

B.　臨床工学技士国家試験（解答・解説）　　155

$$\frac{\dfrac{G_1}{1+G_1G_2}}{1+\dfrac{G_1}{1+G_1G_2}}$$

【AM 58】（3）

本文例題 8.6。

【AM 59】（4）

　　a. は常に②i≦10が成り立ち処理が終わらない。
　　b. は常に②i≧1が成り立ち処理が終わらない。
　　c. は 10＋9＋…＋1 を計算。
　　d. は 1＋2＋…＋10 を計算。
　　e. は常に②i≦10が成り立ち処理が終わらない。

【AM 60】（4）

【AM 61】（3）

　　まず 8（10進数で8）と C（10進数で12）を足して 10進数で 20（16進数で 14）なので最初の桁は 4。この時点で（2）か（3）。繰り上がりの 1（10進数で1）と B（10進数で11）と 9（10進数で9）を足して 10進数で 21（16進数で 15）。

【AM 62】（1）

　　1画素を 128 段階の濃度で表示するために必要なのは 7 bit 数（2^7＝128）。これが 800×1 000 画素ある。必要なデータ量は 7×800×1 000 bit。byte に直すと 7×100×1 000 byte＝700 kbyte＝0.7 Mbyte。

【PM 39】（4）

　　大きなコトが起こってしまったらヒヤリハットではない。

【PM 56】（3）

　　第 27 回（2014 年）【AM 55】とほぼ同じ。
　　AM 変調では搬送波±信号波で考える。本問では信号波周波数が 2 kHz なので帯域幅は 4 kHz である。これを 20 チャンネル送るには 4 kHz×20＝80 kHz の帯域幅が必要。

【PM 57】（2）

【PM 58】（2）

　　本文例題 7.1。

【PM 59】（2）

【PM 60】（3）

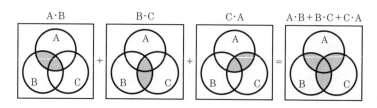

【PM 61】（5）

元信号の最高周波数（本問では 70 Hz）の 2 倍以上。

【PM 62】（4）

信号 A が 100，雑音 B が 20 とすると SN 比は 5，つまり A/B で計算される。これを dB 表記する場合は $10 \log (A/B)$。電力なので $20 \log$ ではなく $10 \log$ を使うことに注意。

第 31 回（2018 年）

【AM 27】（5）

（5）ハムフィルタは商用電源（50 Hz または 60 Hz）起因するノイズを除去するもの。

【AM 56】（2）

4 チャネルなので単純に 4 で割ればよい。bit と byte に注意。19 200 bps/4/8＝600 byte/s

【AM 57】（5）

本文例題 4.2。

【AM 58】（3）

（1） IEEE1394：最大で 63 台のドライブ機器やビデオカメラの接続できる規格。
（2） USB：シリアルインタフェース。
（4） シリアル ATA：マザーボードと記憶装置を接続するための規格・インタフェース。
（5） HDMI：高品位な映像や音声をやり取りするための規格

【AM 59】（1）

（1） メールの管理はアプリケーションソフトの仕事。

B. 臨床工学技士国家試験（解答・解説）

【AM 60】（1）

ランサムウェアはファイルを暗号化して使用不能にしたのち，元に戻すことと引き換えに「身代金」を要求する。自分でファイルを暗号化しても意味はない。

【AM 61】（2）

16進数のまま計算するもよし，10進数に直して計算してから16進数に戻すもよし。ここでは後者でやってみよう。C8（16進数）＝16×12（10進数）＋8（10進数）＝200（10進数）。4A（16進数）＝16×4（10進数）＋10（10進数）＝74（10進数）。200－74＝126。126（10進数）＝16×7（10進数）＋14（10進数）＝7E（16進数）。

【AM 62】（2）

$X = A \cdot B + A \cdot C = A \cdot (B+C)$ であるから，これは「A」と「BとCのOR」のANDである。

【AM 63】（1）

（2）　自己相関関数　（3）　Q値　（4）　積分　（5）　フーリエ変換

【PM 43】（3）

フェイルセーフとは失敗しても自動的にリカバリーすること，それをする機構。

【PM 56】（2）

（2）　FSK（Frequency Shift Keying）－周波数偏移変調

【PM 57】（1）

（2）　RAM：記憶装置
（3）　RAID：データを複数のハードディスクに分散記録する技術
（4）　タッチパネル：入力装置
（5）　USBフラッシュメモリ：記憶装置

【PM 58】（3）

① a＝6, i＝1, c＝0
　i＜＝a（1＜＝6）がyes。
　（a mod i）＝0（6を1で割った余りが0）がyes。
　cが1増えてc＝1。
　iが1増えてi＝2。
② a＝6, i＝2, c＝1

i＜＝a（2＜＝6）が yes。
　　　（a mod i）＝0（6 を 2 で割った余りが 0）が yes。
　　　c が 1 増えて c＝2。
　　　i が 1 増えて i＝3。
　③　a＝6, i＝3, c＝2
　　　i＜＝a（3＜＝6）が yes。
　　　（a mod i）＝0（6 を 3 で割った余りが 0）が yes。
　　　c が 1 増えて c＝3。
　　　i が 1 増えて i＝4。
　④　a＝6, i＝4, c＝3
　　　i＜＝a（4＜＝6）が yes。
　　　（a mod i）＝0（6 を 4 で割った余りが 0）が no。
　　　c を増やす処理はスキップされて c＝3 のまま。
　　　i が 1 増えて i＝5。
　⑤　a＝6, i＝5, c＝3
　　　i＜＝a（5＜＝6）が yes。
　　　（a mod i）＝0（6 を 5 で割った余りが 0）が no。
　　　c を増やす処理はスキップされて c＝3 のまま。
　　　i が 1 増えて i＝6。
　⑥　a＝6, i＝6, c＝3
　　　i＜＝a（6＜＝6）が yes。
　　　（a mod i）＝0（6 を 6 で割った余りが 0）が yes。
　　　c が 1 増えて c＝4。
　　　i が 1 増えて i＝7。
　⑦　a＝6, i＝7, c＝4
　　　i＜＝a（7＜＝6）が no。
　　　c＝4 を出力。

【PM 59】（4）
　　（4）　SMTP：電子メール用のプロトコル。

【PM 60】（2）
　　　A が 41 なら B は 1 増えて 42，C は 2 増えて 43…J は 9 増えて 4A。

【PM 61】（2）
　　　第 29 回（2016 年）【PM 59】とほぼ同じ。最高周波数（本問では 100 Hz）

の2倍の200 Hzのサンプリング周波数が必要。つまり1秒間に200回AD変換しなければならない。1回のAD変換で8 bit使うので5秒間では5×200×8 bit = 5×200 byte = 1 000 byte。

第32回（2019年）

【AM 26】（4）

本文例題6.7。

【AM 56】（2）

b．FSK（Frequency Shift Keying）- 周波数偏移変調

周波数分割多重はFDM（Frequency Division Multiplexing）

c．PWM（Pulse Width Modulation）- パルス幅変調

パルス振幅変調はPAM（Pulse Amplitude Modulation）

d．PPM（Pulse Position Modulation）- パルス位置変調

パルス幅変調はPWM（Pulse Width Modulation）

【AM 57】（4）

本文例題4.4。

【AM 58】（1）

【AM 59】（2）

（1）モデリング：模型を組み立てること。三次元グラフィックスでコンピュータ中に立体物を形成，計算する技術や機能。

（3）コンパイル：プログラムのソースコードを一連の命令に変換する作業。

（4）コーディング：プログラムを書くこと。文字，画像，音声，動画などのデータを符号化すること。

（5）デバッグ：プログラムの誤り（バグ）を発見して修正すること。

【AM 60】（4）

A8（16進数）+2B（16進数）を計算。8（10進数で8）+B（10進数で11）=13（10進数で19）。1繰り上がって1（10進数で1）+A（10進数で10）+2（10進数で2）=D（10進数で13）。したがってA8（16進数）+2B（16進数）=D3（10進数で211）。D（16進数）=1101（2進数），3（16進数）=0011（2進数）。D3（16進数）=11010011（2進数）。

【AM 61】（3）

ピクセルとは他の問題では画素となっている。1フレームに必要なビット数

は 10×4 000×2 000bit。1秒間に 50 フレーム送るためには 10×4 000×2 000×50＝4 Gbps。これは 40 Mbps の 100 倍であるからデータを 1/100 に圧縮しなければならない。

【AM 62】（5）
　（5）もしそうなら非可逆圧縮を使う必要がない。

【AM 63】（5）
　（5）標本化周波数とはサンプリング周波数のこと。量子化雑音とは関係ない。

【PM 43】（1）
　フールプルーフとは失敗したくてもできないような仕組み。アラームとか補助バッテリとか不良検知機構ではない。

【PM 54】（3）
　本文例題 2.3。

【PM 56】（1）
　周波数成分は f_c（搬送波）± f_s（変調波）。

【PM 57】（3）

【PM 58】（3）

【PM 59】（1）
　図の回路を式で書くと $\overline{\overline{A}\cdot\overline{B}}$＝A＋B。

【PM 60】（3）
　元信号の最大周波数（本問では 200 Hz）の 2 倍以上のサンプリング周波数（400 Hz）が必要。このときのサンプリング間隔（周期）は 2.5 ms。

【PM 61】（5）
　信号 10 V，雑音 1 V なので SN 比は 10 倍。dB 表示すると 20 log 10＝20 dB。

第 33 回（2020 年）

【AM 56】（2）
　第 26 回（2013 年）【PM 56】参照。この信号の周波数は 2 000 Hz（＝2 kHz）。

【AM 57】（1）
　図 1 を式で表すと $V_i \times R_2/(R_1+R_2)=V_o$。図 2 を式で表すと $V_i \times A \cdot B/(1+A \cdot$

$B) = V_o$。
したがって, $R_2/(R_1+R_2) = A \cdot B/(1+A \cdot B)$。（1）の値を代入すると成立する。

【AM 58】（1）

【AM 59】（4）
① p＝1，n＝10
n＞0 が yes なので p は 2 倍されて p＝2，n は 1 減って n＝9。
② p＝2，n＝9
n＞0 が yes なので p は 2 倍されて p＝4，n は 1 減って n＝8。
③ p＝4，n＝8
n＞0 が yes なので p は 2 倍されて p＝8，n は 1 減って n＝7。
これが n＝0 になるまで 10 回繰り返される。すると p を 2 倍するという動作が 10 回繰り返される。$2^{10} = 1\,024$。

【AM 60】（1）

【AM 61】（3）
$A \cdot (\overline{B+C}) = A \cdot \overline{B} \cdot \overline{C}$。言葉で考えると A であり B, C でない領域。

【AM 62】（3）

【AM 63】（4）
本文例題 1.3。

【PM 41】（5）
第 27 回（2014 年）【AM 43】とまったく同じ。

【PM 56】（1）
（1） PAM（Pulse Amplitude Modulation）−パルス振幅変調
（2） PFM（Pulse Frequency Modulation）−パルス周波数変調
（3） PNM（Pulse Number Modulation）−パルス数変調
（4） PPM（Pulse Position Modulation）−パルス位置変調
（5） PWM（Pulse Width Modulation）−パルス幅変調

【PM 57】（1）

【PM 58】（3）
（3） グローバル IP アドレスを管理しているのは，特定の国や地域に属さない ICANN という組織。

【PM 59】（3）
- （1） データのバックアップは情報漏洩とは関係ない。
- （2） 共通鍵暗号方式で鍵が壊れたらセキュリティ上大問題。
- （4） オープンソースソフトウェアでもセキュリティがしっかりしているものもある。
- （5） そういう油断が危ない。

【PM 60】（2）

10 bit あれば $2^{10}=1\,024$ 通りの分割が可能。簡単のために $1\,000$ で計算すると $-1\,V \sim +1\,V$ の $2\,V$ を分解能 $2\,V/1\,000=2\,mV$ で AD 変換できる。

【PM 61】（5）
- （1） FFT：パワースペクトルの導出
- （2） 加算平均：SN 比の改善
- （3） 自己相関関数：周期的成分の抽出
- （4） ローパスフィルタ：高周波ノイズの除去
- （5） ハイパスフィルタ：低周波ノイズの除去，基線動揺は低周波ノイズとなる

第 34 回（2021 年）

【AM 44】（4）

全体の信頼度 $=1-(1-0.3)\times(1-0.3)\times(1-0.3)\times(1-0.3)=0.76$。

【AM 56】（4）

第 27 回（2014 年）【AM 54】とほぼ同じ。

【AM 57】（5）

振幅変調の AM ラジオと周波数変調の FM ラジオを比較すると FM のほうが低ノイズである。しかし，いまの若い人はラジオを聴かないし，民放 AM ラジオは停波が続いている。

【AM 58】（1）

【AM 59】（4）

可用性とはユーザが必要なときにすぐにデータにアクセスし使用できること。

【AM 60】（1）

非可逆圧縮したデータは元のデータに戻らない。音声，画像，動画などはごまかせるが機械語コードやテキストデータが元に戻らなければ困る。

B. 臨床工学技士国家試験（解答・解説）　　163

【AM 61】（5）

　　2進数の2倍は簡単だが3倍は面倒。A×3＝A×2＋A
を計算するとよい。01010101の2倍は10101010，それに
01010101を加える（右図）。

```
  10101010
＋ 01010101
  11111111
```

【AM 62】（3）

　　アナログ信号の最大周波数（本問では100 Hz）の2倍以上のサンプリング周波数（200 Hz）が必要。200 Hzのサンプリング間隔（周期）は1/200＝5 ms。

【AM 63】（3）

　　普通はこんなに親切にしてくれません。約分すると$H(s)=6/(1+4s)$であるからゲイン$K=6$，時定数$T=4$。

【PM 26】（2）

　　脳波より筋電図のほうが周波数が高く，高周波を除去できる処理を選べばよい。

【PM 54】（1）

　　真理値表は図のとおり。$X=C$であり，$C=\overline{A}$である。
論理式を書けば
$$X=\overline{\overline{A}+B}+\overline{A}\cdot B=\overline{A}\cdot\overline{B}+\overline{A}\cdot B=\overline{A}\cdot(\overline{B}+B)=\overline{A}\cdot 1=\overline{A}$$

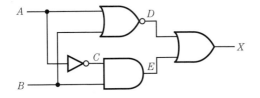

A	B	C	D	E	X
0	0	1	1	0	1
0	1	1	0	1	1
1	0	0	0	0	0
1	1	0	0	0	0

【PM 55】（4）

　　300 byte/s＝2 400 bps。

　　1チャネルは2 400 bps（1秒間に2 400 bit）でよい。19 200 bpsの伝送路なので19 200/2 400＝8チャネルを確保できる。

【PM 56】（5）

【PM 57】（5）

　　① n＝5，f＝n＝5

　　n＞1（5＞1）がyesなのでnは1減ってn＝4，fはf×n（5×4）でf＝20。

② n=4, f=20

　　n>1（4>1）が yes なので n は 1 減って n=3, f は f×n（20×3）で f=60。

③ n=3, f=60

　　n>1（3>1）が yes なので n は 1 減って n=2, f は f×n（60×2）で f=120。

④ n=3, f=60

　　n>1（3>1）が yes なので n は 1 減って n=2, f は f×n（60×2）で f=120。

⑤ n=2, f=120

　　n>1（2>1）が yes なので n は 1 減って n=1, f は f×n（120×1）で f=120。

⑥ n=1, f=120

　　n>1（1>1）が no なので f の値 120 を出力して終了。

要するにこのプログラムは n! を計算している。

【PM 58】（5）

「標的型」が「不特定多数」を対象にするのはおかしいだろう。

【PM 59】（4）

16 進数の 4A を 10 進数で表すと 16×4+10=74。同様に 25（16 進数）は 16×2+5=37。74−37=37。

【PM 60】（2）

第 29 回（2016 年）【PM 60】とまったく同じ。

【PM 61】（2）

【PM 62】（4）

第 26 回（2013 年）【AM 62】参照。

第 35 回（2022 年）

【AM 56】（1）

電波の速さは光速と同じで 299 792 458 m/s であるから，周波数 150 MHz の電波の波長は $v=f\cdot\lambda$ より $\lambda=2$〔m〕。アンテナの長さは波長の 1/4 がよい。

【AM 57】（3）

【AM 58】（4）

【AM 59】（4）

（4）SMTP（Simple Mail Transfer Protocol）：電子メール送受信のためのプロトコル

【AM 60】（2）

【AM 61】（5）

【AM 62】（2）

【AM 63】（2）
（2）入力と出力が非線形である。

【PM 26】（3）
（1）微分演算：輪郭抽出
（2）移動平均：高周波成分の除去
（4）フーリエ変換：周波数スペクトルの解析（周波数解析）
（5）ウェーブレット変換：周波数解析

【PM 44】（5）
本文例題 6.2。

【PM 55】（1）
真理値表は図のとおり。これは AND である。
論理式で書けば $\overline{\overline{A \cdot A} + \overline{B \cdot B}} = (A \cdot A) \cdot (B \cdot B) = A \cdot B$

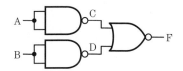

A	B	C	D	F
0	0	1	1	0
0	1	1	0	0
1	0	0	1	0
1	1	0	0	1

【PM 56】（2）
（1）PAM（Pulse Amplitude Modulation）- パルス振幅変調
（2）PWM（Pulse Width Modulation）- パルス幅変調
（3）PPM（Pulse Position Modulation）- パルス位置変調
（4）PCM（Pulse Code Modulation）- パルス符号変調
（5）PFM（Pulse Frequency Modulation）- パルス周波数変調

【PM 57】（2）
同様問題多数。256 階調を表現するには 1 byte，つまり 8 bit（$2^8 = 256$）あればよい。1 ピクセル当り赤緑青の 3 byte 必要である。全体の画素数は 1 024 × 1 024 だが，簡単のために 1 000 × 1 000 で計算すると，これは $1 \times 10^6 = 1$ M ピクセルである。したがって画像 1 枚のデータ量は 3 Mbyte である。

【PM 58】（3）

「入力値の平均を求めるフローチャート」というヒントから，変数の意味を読み取れるかという問題。nはデータ数，xはデータ，sは合計，yは平均である。なので最後でy←s/nという計算をしている。正解の（3）は，（a）でnの値を1増やし，（b）でsの値をx増やしている。

【PM 59】（3）

（3）もちろん逆。web上での有名アーティストのチケット販売などのとき，つながりにくくなったりサーバがダウンしたりする。

【PM 60】（5）

【PM 61】（2）

【PM 62】（3）

第36回（2023年）

【AM 26】（4）

単純に足せばよい。

【AM 44】（1）

【AM 55】（4）

真理値表を作ると図のようになる。FはMとNの入力でXが出力される演算で，これはNORである。

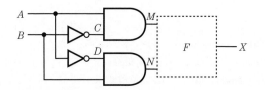

【AM 56】（2）

【AM 57】（1）

8（10進数で8）とC（10進数で12）を加えると20（16進数で14）なので一番下の桁は4。1繰り上がって1（10進数で1）とB（10進数で11）と9（10進数で9）を加えると21（16進数で15）なので，B8（16進数）＋9C（16進数）＝154（16進数）となる。

【AM 58】（4）

B． 臨床工学技士国家試験（解答・解説）   *167*

【AM 59】 （3）
（1） Safari：Web ブラウザ　　（2） Android：OS
（4） JavaScript：プログラミング言語
（5） mySQL：データベース管理システム

【AM 60】 （5）
a． SMTP サーバ：電子メール用
b． DNS サーバ：ドメイン名の IP アドレスへの変換
c． FTP サーバ：ファイルの転送

【AM 61】 （1）

【AM 62】 （1）
a． 診断情報ならまだしも会計・事務情報などまで医師の許可が必要となったら，病院業務が滞ってしまう。
b． そんなアナログなことはない。

【AM 63】 （2）
右図を経由して考えよう。

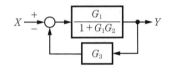

【PM 25】 （4）
商用交流は，50 Hz（東日本）または 60 Hz（西日本）の周波数を持っている。この周波数が心電図信号に混入すると，商用交流雑音と呼ばれる。これを除去するには差動増幅器で同相信号を除去するか，ハムフィルタ（50〜60 Hz の信号を除去する帯域除去フィルタ）を用いる。AC ラインフィルタは，電源ラインに混入する 50，60 Hz 以外の雑音成分を除去するもの。

【PM 43】 （3）
アベイラビリティ＝MTBF/(MTBF＋MTTF)。これに代入すると 0.9＝MTBF/(MTBF＋20)。ここから計算する。

【PM 55】 （4）
a． フラッシュ ADC は高速動作が特徴。高いサンプルレートに対応。
e． LSB（Least Significant Bit）とは 2 進数の最下位ビットのこと。

【PM 56】 （4）
1 画素が 8 bit，それが $10\,000 \times 10\,000 = 1 \times 10^8$ 画素＝0.1 G 画素あるので，画像のデータ量は 0.8 Gbit，画像が 10 枚だと 8 Gbit となる。これを 1 Gbps の

伝送路で伝送すると8秒かかる。

【PM 57】（5）

①はAかつBかつ$\overline{C}$なのでA・B・$\overline{C}$。②はAかつ$\overline{B}$かつCなのでA・$\overline{B}$・C。二つ合わせるとA・B・$\overline{C}$＋A・$\overline{B}$・C＝A・（$\overline{B}$・C＋B・$\overline{C}$）。

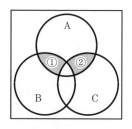

【PM 58】（4）

① a[0]＝49，a[1]＝17，a[2]＝38，a[3]＝55，a[4]＝26，n＝0
n＜4(0＜4)がyes，a[n]＞a[n＋1](a[0]＞a[1]つまり49＞17)がyesなので，t＝a[n＋1](t＝a[1]＝17)，a[n＋1]＝a[n](a[1]＝a[0]＝49，a[n]＝t(a[0]＝17)。要するにa[n]とa[n＋1](a[0]とa[1])の値を入れ替えている。最後にnを1増やしてn＝1。

② a[0]＝17，a[1]＝49，a[2]＝38，a[3]＝55，a[4]＝26，n＝1
n＜4(1＜4)がyes，a[n]＞a[n＋1](a[1]＞a[2]つまり49＞38)がyesなので，a[1]とa[2]の値を入れ替えてa[1]＝38，a[2]＝49，nを1増やしてn＝2。

③ a[0]＝17，a[1]＝38，a[2]＝49，a[3]＝55，a[4]＝26，n＝2
n＜4(2＜4)がyes，a[n]＞a[n＋1](a[2]＞a[3]つまり49＞55)がnoなのでnを1増やしてn＝3。

④ a[0]＝17，a[1]＝38，a[2]＝49，a[3]＝55，a[4]＝26，n＝3
n＜4(3＜4)がyes，a[n]＞a[n＋1](a[3]＞a[4]つまり55＞26)がyesなので，a[3]とa[4]の値を入れ替えてa[3]＝26，a[4]＝55，nを1増やしてn＝4。

⑤ a[0]＝17，a[1]＝38，a[2]＝49，a[3]＝26，a[4]＝55，n＝4
n＜4(4＜4)がnoなのでa[0]＝17，a[1]＝38，a[2]＝49，a[3]＝26，a[4]＝55を表示して終了。

これはバブルソートと呼ばれるもので、この処理を繰り返すことによって数字の小さい順に並べ替えることができる。

【PM 59】（3）

【PM 60】（1）

【PM 61】（1）

【PM 62】（5）

（5）例えば100 Hzのサンプリング周波数でAD変換すると、50 Hzのア

ナログ信号しか再現できない。この 50 Hz をナイキスト周波数と呼ぶ。

第 37 回（2024 年）

【AM 56】（5）

（5）それじゃ「同軸」にならんでしょう。

【AM 57】（3）

【AM 58】（2）

本文例題 1.4。同様問題多数。

【AM 59】（4）

①はAかつ$\overline{B}$かつ$\overline{C}$なのでA・$\overline{B}$・$\overline{C}$。②は$\overline{A}$かつBかつ$\overline{C}$なので$\overline{A}$・B・$\overline{C}$。二つ合わせるとA・$\overline{B}$・$\overline{C}$＋$\overline{A}$・B・$\overline{C}$＝(A・$\overline{B}$＋$\overline{A}$・B)・$\overline{C}$。

（4）(A＋B)・($\overline{A}$＋$\overline{B}$)・$\overline{C}$＝(A・$\overline{A}$＋A・$\overline{B}$＋B・$\overline{A}$＋B・$\overline{B}$)・$\overline{C}$＝(0＋A・$\overline{B}$＋$\overline{A}$・B＋0)・$\overline{C}$＝(A・$\overline{B}$＋$\overline{A}$・B)・$\overline{C}$。

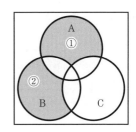

【AM 60】（2）

b. 正。Bluetoothや電子レンジなどは 2.4 GHz 帯を使用している。

d. 誤。一つの Wi-Fi に多数の機器をつなげている。

【AM 61】（1）

【AM 62】（2）

【PM 26】（3）

本文例題 2.2。

【PM 55】（3）

最後の NOR を OR と NOT に書き換えるとわかりやすい。図のように出力 X は $X = \overline{(A \cdot B) + \overline{C}}$ となる。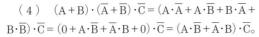

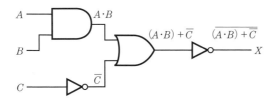

【PM 56】（5）

【PM 57】（5）

【PM 58】（1）
　　　　本文例題 8.7。

【PM 59】（2）
　　　　必須なのはインターネットにつながったパソコン。サーバやサーバアプリケーションは不要。バックアップ機器は必須ではない。

【PM 60】（4）
　　　　可用性とはシステムが継続稼働できる能力のこと。UPS（Uninterruptible Power System）とは無停電電源装置のことで停電時の電源となる装置。

【PM 61】（3）
　　　　本文例題 8.8。

【PM 62】（3）

索引

【あ】
アプリ 48
アベイラビリティ 45

【い】
一次遅れ系 29
移動平均 5

【え】
エイリアシング 15

【お】
折返し雑音 15

【か】
加算平均 6
下側波帯 31

【さ】
サンプリング定理 13

【し】
自己相関係数 10
時定数 28
周波数スペクトル 10

【す】
上側波帯 31
真理値表 17

【す】
スプライン補完 9

【そ】
増幅度 8
側波帯 31

【ち】
チャネル 36

【て】
伝達関数 25

【な】
流れ図 49

【は】
排他的論理和 19
バイト 3
バブルソート 51

【ひ】
ビット 3

【ふ】
否定 19
微分処理 9
標本化誤差 12

【ふ】
復調 32
フーリエ変換 10
ブール代数 20
プログラミング言語 48
フローチャート 49
ブロック線図 25
——の等価変換 25
分割多重 36

【へ】
ベン図 17
変調 30

【り】
量子化誤差 12
量子化雑音 12

【ろ】
論理積 17
論理和 19

【A】
A-D 変換 12
AND 回路 17

【D】
dB 7

【M】
MTBF 45

MTTR 45

【N】
NAND 19
NOR 19
NOT 回路 19

【O】
OR 回路 17

【S】
S/N 比 7
SNR 7
SN 比 6

【数字】
2 進法 1
10 進法 1
16 進法 2

――著者略歴――

1985 年　北海道大学工学部精密工学科卒業
1987 年　北海道大学大学院修士課程修了（精密工学専攻）
　　　　　日本電子株式会社入社
1990 年　北海道大学助手
1999 年　博士（工学）（北海道大学）
2007 年　北海道大学大学院助教
　　　　　現在に至る

臨床工学技士のためのシステム工学
Systems Engineering for Clinical Engineers　　　Ⓒ Ikuya Nishimura 2025

2025 年 4 月 11 日　初版第 1 刷発行　　　　　　　　　　　　★

検印省略	著　者	西　村　生　哉
	発 行 者	株式会社　コ ロ ナ 社
	代 表 者	牛 来 真 也
	印 刷 所	壮光舎印刷株式会社
	製 本 所	株式会社　グ リ ー ン

112-0011　東京都文京区千石 4-46-10
発 行 所　株式会社　コ ロ ナ 社
CORONA PUBLISHING CO., LTD.
Tokyo Japan
振替00140-8-14844・電話(03)3941-3131(代)
ホームページ　https://www.coronasha.co.jp

ISBN 978-4-339-07282-2　　C3047　　Printed in Japan　　　　　（大井）

JCOPY　<出版者著作権管理機構 委託出版物>
本書の無断複製は著作権法上での例外を除き禁じられています。複製される場合は、そのつど事前に、
出版者著作権管理機構（電話 03-5244-5088、FAX 03-5244-5089、e-mail: info@jcopy.or.jp）の許諾を
得てください。

本書のコピー、スキャン、デジタル化等の無断複製・転載は著作権法上での例外を除き禁じられています。
購入者以外の第三者による本書の電子データ化及び電子書籍化は、いかなる場合も認めていません。
落丁・乱丁はお取替えいたします。

電気・電子系教科書シリーズ

(各巻A5判)

- ■編集委員長　高橋　寛
- ■幹　　　事　湯田幸八
- ■編集委員　　江間　敏・竹下鉄夫・多田泰芳・中澤達夫・西山明彦

配本順		書名	著者	頁	本体
1.	(16回)	電気基礎	柴田尚志・皆藤新一 共著	252	3000円
2.	(14回)	電磁気学	多田泰芳・柴田尚志 共著	304	3600円
3.	(21回)	電気回路Ⅰ	柴田尚志 著	248	3000円
4.	(3回)	電気回路Ⅱ	遠藤　勲・鈴木靖・吉村昌純 共編著	208	2600円
5.	(29回)	電気・電子計測工学(改訂版)―新SI対応―	降矢典雄・吉村和晶・福田 拓・高村 明・西山 巳之郎 共著	222	2800円
6.	(8回)	制御工学	下西二鎮・奥平 鎮・青木俊正 共著	216	2600円
7.	(18回)	ディジタル制御	西堀俊幸 共著	202	2500円
8.	(25回)	ロボット工学	白水俊次 著	240	3000円
9.	(1回)	電子工学基礎	中澤達夫・藤原勝幸 共著	174	2200円
10.	(6回)	半導体工学	渡辺英夫 著	160	2000円
11.	(15回)	電気・電子材料	中澤・藤原・押田・服部 共著	208	2500円
12.	(13回)	電子回路	森田健二・須田健二 共著	238	2800円
13.	(2回)	ディジタル回路	伊原充博・若海弘夫・吉澤昌純 共著	240	2800円
14.	(11回)	情報リテラシー入門	室賀 進・山下 巌 共著	176	2200円
15.	(19回)	C++プログラミング入門	湯田幸八 著	256	2800円
16.	(22回)	マイクロコンピュータ制御プログラミング入門	柚賀正光・千代谷 慶 共著	244	3000円
17.	(17回)	計算機システム(改訂版)	春日健・舘泉雄治 共著	240	2800円
18.	(10回)	アルゴリズムとデータ構造	日原幸八・湯田博充 共著	252	3000円
19.	(7回)	電気機器工学	前田勉・新谷邦弘 共著	222	2700円
20.	(31回)	パワーエレクトロニクス(改訂版)	江間 敏・高橋勲 共著	232	2600円
21.	(28回)	電力工学(改訂版)	江間 敏・甲斐隆章 共著	296	3000円
22.	(30回)	情報理論(改訂版)	三木成彦・吉川英機 共著	214	2600円
23.	(26回)	通信工学	竹下鉄夫・吉川英夫 共著	198	2500円
24.	(24回)	電波工学	松田豊稔・宮田克正・南部幸久 共著	238	2800円
25.	(23回)	情報通信システム(改訂版)	岡田裕・桑原唯充・南月史夫 共著	206	2500円
26.	(32回)	高電圧工学(改訂版)	植月規夫・箕倉志雄・石原 孝史 共著	228	2900円

定価は本体価格+税です。
定価は変更されることがありますのでご了承下さい。

図書目録進呈◆

コンピュータサイエンス教科書シリーズ

(各巻A5判，欠番は品切または未発行です)

■編集委員長　曽和将容
■編集委員　　岩田　彰・富田悦次

配本順		書名	著者	頁	本体
1.	(8回)	情報リテラシー	立花康夫／曽和将容／春日秀雄 共著	234	2800円
2.	(15回)	データ構造とアルゴリズム	伊藤大雄 著	228	2800円
4.	(7回)	プログラミング言語論	大山口通夫／五味弘 共著	238	2900円
5.	(14回)	論理回路	曽和将容／範公可 共著	174	2500円
6.	(1回)	コンピュータアーキテクチャ	曽和将容 著	232	2800円
7.	(9回)	オペレーティングシステム	大澤範高 著	240	2900円
8.	(3回)	コンパイラ	中田育男 監修／中井央	206	2500円
11.	(17回)	改訂 ディジタル通信	岩波保則 著	240	2900円
12.	(19回)	人工知能原理(改訂版)	加納政芳／山田雅之／遠藤守 共著	232	2900円
13.	(10回)	ディジタルシグナルプロセッシング	岩田　彰 編著	190	2500円
15.	(18回)	離散数学	牛島和夫 編著／相廣利民／朝廣雄一 共著	224	3000円
16.	(5回)	計算論	小林孝次郎 著	214	2600円
18.	(11回)	数理論理学	古川康一／向井国昭 共著	234	2800円
19.	(6回)	数理計画法	加藤直樹 著	232	2800円

定価は本体価格+税です。
定価は変更されることがありますのでご了承下さい。

図書目録進呈◆

ME教科書シリーズ

(各巻B5判,欠番は品切または未発行です)

■日本生体医工学会編
■編纂委員長　佐藤俊輔
■編纂委員　稲田　紘・金井　寛・神谷　瞭・北畠　顕・楠岡英雄
戸川達男・鳥脇純一郎・野瀬善明・半田康延

	配本順			頁	本体
A-1	(2回)	生体用センサと計測装置	山越・戸川共著	256	4000円
B-2	(4回)	呼吸と代謝	小野功一著	134	2300円
B-4	(11回)	身体運動のバイオメカニクス	石田・廣川・宮崎 阿江・林 共著	218	3400円
B-5	(12回)	心不全のバイオメカニクス	北畠・堀編著	184	2900円
B-6	(13回)	生体細胞・組織のリモデリングのバイオメカニクス	林・安達・宮崎共著	210	3500円
B-8	(20回)	循環系のバイオメカニクス	神谷　瞭編著	204	3500円
C-3	(18回)	生体リズムとゆらぎ ──モデルが明らかにするもの──	中尾・山本共著	180	3000円
D-1	(6回)	核医学イメージング	楠岡・西村監修 藤林・田口・天野共著	182	2800円
D-2	(8回)	X線イメージング	飯沼・舘野編著	244	3800円
D-3	(9回)	超音波	千原國宏著	174	2700円
D-4	(19回)	画像情報処理（Ⅰ） ──解析・認識編──	鳥脇純一郎編著 長谷川・清水・平野共著	150	2600円
D-5	(22回)	画像情報処理（Ⅱ） ──表示・グラフィックス編──	鳥脇純一郎編著 平野・森共著	160	3000円
E-1	(1回)	バイオマテリアル	中林・石原・岩崎共著	192	2900円
E-3	(15回)	人工臓器（Ⅱ） ──代謝系人工臓器──	酒井清孝編著	200	3200円
F-2	(21回)	臨床工学(CE)とME機器・システムの安全	渡辺　敏編著	240	3900円

定価は本体価格+税です。
定価は変更されることがありますのでご了承下さい。

図書目録進呈◆

臨床工学シリーズ

（各巻A5判，欠番は品切または未発行です）

- ■監　　　修　日本生体医工学会
- ■編集委員代表　金井　寛
- ■編集委員　伊藤寛志・太田和夫・小野哲章・斎藤正男・都築正和

配本順			頁	本体
1.（10回）	医学概論（改訂版）	江部　充他著	220	2800円
5.（1回）	応用数学	西村千秋著	238	2700円
6.（14回）	医用工学概論	嶋津秀昭他著	240	3000円
7.（6回）	情報工学	鈴木良次他著	268	3200円
8.（2回）	医用電気工学	金井　寛他著	254	2800円
9.（11回）	改訂 医用電子工学	松尾正之他著	288	3300円
11.（13回）	医用機械工学	馬渕清資著	152	2200円
12.（12回）	医用材料工学	堀内孝・村林俊 共著	192	2500円
13.（15回）	生体計測学	金井　寛他著	268	3500円
20.（9回）	電気・電子工学実習	南谷晴之著	180	2400円

組織工学ライブラリ
―マイクロロボティクスとバイオの融合―

（各巻B5判）

- ■編集委員　新井健生・新井史人・大和雅之

配本順			頁	本体
1.（3回）	細胞の特性計測・操作と応用	新井史人編著	270	4700円
2.（1回）	3次元細胞システム設計論	新井健生編著	228	3800円
3.（2回）	細胞社会学	大和雅之編著	196	3300円

定価は本体価格+税です。
定価は変更されることがありますのでご了承下さい。

図書目録進呈◆